Sigrid Nesterenko

W0072957

Fibromyalgie erfolgreich erkennen und behandeln

Die besten Therapien aus Schul- und Umweltmedizin

ersa Verlag

Fibromyalgie erfolgreich erkennen und behandeln

Die besten Therapien aus Schul- und Umweltmedizin

Sigrid Nesterenko

Taschenbuchausgabe Februar 2015
ersa Verlag
www.ersa-verlag.de
ISBN 978-3-944523-09-5
© Copyright 2014 ersa Verlag
Umschlaggestaltung: ersa Verlag
Umschlagfoto:© LoloStock - Fotolia.com
Herstellung: SOL Service GmbH Schrobenhausen,
Printed in Germany

ersa Verlag,
Dorfstr.15,
23974 Krusenhagen OT Gagzow/Germany

Inhaltsverzeichnis

Vorwort

Eine Verlegenheitsdiagnose, Modeerkrankung, ein Schreckgespenst – so oder ähnlich wird die Fibromyalgie oftmals genannt, zumindest von den Menschen, die es nicht besser wissen. Obwohl die Anzahl der an Fibromyalgie erkrankten Personen inzwischen eine Größenordnung von schätzungsweise über 2 Millionen angenommen hat, wird dieser Erkrankung immer noch mit viel Unwissenheit, Unerfahrenheit und Hilflosigkeit begegnet.

Auf den ersten Blick nicht verwunderlich, denn das Krankheitsbild ist sehr komplex. Alles tut weh. Schon beim Aufstehen fängt es an mit Morgensteifigkeit und unsäglichen Muskelschmerzen. Dazu ein Schwächegefühl vor allem in Armen und Beinen, kombiniert mit Zerschlagenheit und dem Gefühl, als hätte man die ganze Nacht nicht geschlafen.

Tagsüber weiß man nicht, welches von all den Symptomen das schrecklichste ist, weil es so viele sind. Das können Kopfschmerzen, Gefühlsstörungen an Händen und Füßen, Magen- und Darmbeschwerden, Herzjagen, Schweißausbrüche und Atemnotgefühle sein, um nur einige zu nennen. All diese Beeinträchtigungen erschweren den Alltag und machen ein normales Leben fast unmöglich.

Mit jedem weiteren Tag nimmt die Lebensqualität noch weiter ab, man hat irgendwann das Gefühl, mit den Nerven am Ende angekommen zu sein und wünscht sich nichts sehnlicher, als endlich wieder mehr Gesundheit erleben zu dürfen. Als gesunder Mensch hat man viele Wünsche, aber als kranker Mensch nur den einen......

Doch nur wer selbst an Fibromyalgie leidet, weiß um die zeitweise unerträglichen Schmerzen, die diese Erkrankung hervorruft. Und nur wer selbst die Erfahrung mit diesen komplexen Symptomen gemacht hat, kennt die hässliche Fratze dieser Krankheit mit all ihren Facetten, die einem sämtlichen Lebensmut nehmen kann. Als Betroffener möchte man nichts anderes, als dass die Schmerzen, die lähmende Müdigkeit und die launenhaften Gemütsschwankungen endlich aufhören. Man sehnt sich sein „altes" Leben zurück, das sich in den letzten Jahren gemein und schleichend davongestohlen hat.

Bis sich die Fibromyalgie voll ausgebildet hat, dauert es meist etwa 10 Jahre, und ca. 7 weitere, bis die Diagnose gestellt ist. Schlimm ist es, wenn der Arzt die Beschwerden als psychosomatisch abtut und den Patienten nicht ernst nimmt, es zu zahlreichen Fehldiagnosen kommt, und der Betroffene eine mehrjährige Ärzte-Odyssee durchleben muss.

„Sie haben nichts", „Alle Laborwerte sind in Ordnung", „Sie bilden sich das alles nur ein", „Sie sind kerngesund" – wie oft hat man all diese Behauptungen gehört und über sich ergehen lassen? Wie sehr hat man bei jedem weiteren Arztbesuch gehofft, doch endlich die Gründe für die vielen körperlichen Beeinträchtigungen zu finden? Wie oft war man verzweifelt, weil wieder nichts „Brauchbares" festgestellt wurde und man abermals den Stempel des eingebildeten Kranken aufgedrückt bekam?

Irgendwann fühlt man sich so ziemlich allein gelassen mit seinen Problemen. Wenn schon nicht der eigene Arzt helfen kann, wer denn dann?

Bis zu Beginn der Erkrankung galt man noch als ein „vernünftiger" Mensch mit einem klaren Lebenslauf, intakten Partnerschaften, Freundschaften und Arbeitsplätzen. Doch was ist nach all den Jahren davon noch übrig geblieben?

Der Fall ins Bodenlose war langsam, dafür aber stetig.

Und ist die Fibromyalgie erst chronisch geworden, dann sind die gleichen Symptome auch nach 10, 15 und noch mehr Jahren immer noch da wie zu Beginn. Mit dem Unterschied, dass sich Partner, Freunde und Geld längst verabschiedet haben.

Da fehlt oft die Kraft für's Weiterkämpfen, für Kampfesgeist und Durchhaltevermögen, die Voraussetzungen dafür, dass die Krankheit nicht auch noch die restlichen Überbleibsel des früheren Lebens ruiniert. Auch wenn es noch so schwer fällt, man sollte alles daran setzen, für die eigene Gesundheit zu kämpfen. Und das so rechtzeitig wie möglich. Ohne eigenes Zutun wird dies jedoch ein schwieriges Unterfangen, eigentlich ist es gar nicht möglich. Denn eins ist klar: Fibromyalgie ist keine Erkrankung, die mithilfe einer Versichertenkarte in wenigen Wochen kuriert werden kann. Eigeninitiative ist hier unverzichtbar. Doch damit diese funktioniert, sind die richtigen Informationen, auch der „Blick über den schulmedizinischen Tellerrand" hinaus wichtig.

Nur mit entsprechendem Hintergrundwissen ist man in der Lage, selbst aktiv zu werden, selbst zu entscheiden, was sinnvoll oder sinnlos ist. Welche Maßnahmen wirklich erfolgversprechend erscheinen und welche nicht. Sei es, dass man sich ein profundes Wissen über mögliche Ursachen aneignet oder über wirklich effiziente Therapieformen, alternative Behandlungskonzepte und umweltmedizinische Aspekte.

Kurz: Der Mensch muss sich selbst helfen, um Hilfe zu erfahren.

Durch meine eigene über 20-jährige Reise durch den Ärztedschungel habe ich viele dieser Dinge selbst erfahren und überlebt. Mithilfe meiner stetigen Eigeninitiative, Disziplin und Suche nach der Ursache konnte ich ein umfassendes Wissen ansammeln, das nicht nur mir einen respektvollen Weg zu mehr Gesundheit ermöglichte, sondern inzwischen auch vielen meiner Buchleser. Nutzen nun auch Sie diese Chance, die ich Ihnen durch meine in diesem Buch zusammengetragenen Erfahrungen eröffne. Kürzen Sie mit diesem Wissen Ihren Weg in Ihr neues Leben ab heute ab. Nehmen Sie dafür Ihre Gesundheit in Ihre eigenen Hände, übernehmen Sie Verantwortung, und lassen Sie sich niemals entmutigen, auch wenn der Weg nicht nur geradeaus verlaufen wird. Bewusst habe ich in diesem Buch auf komplizierte Fachausdrücke verzichtet, um Ihnen einen leicht verständlichen Ratgeber zur Selbsthilfe an die Hand zu geben, der Ihnen therapiebegleitend eine wirklich wertvolle Hilfe sein kann.

Beginnen Sie am besten noch heute damit, sich intensiv mit Ihrer Fibromyalgie auseinanderzusetzen, um endlich wieder zu spürbar mehr Lebensqualität und Freude zurückzufinden - ohne oder zumindest mit weniger Schmerzen. Auch die 20 Tipps, mit denen Sie Ihren Krankheitsverlauf selbst positiv unterstützen können, können Sie beherzigen und umsetzen. Ich wünsche Ihnen ganz viel Erfolg auf Ihrem Weg zu mehr Gesundheit,

Ihre Sigrid Nesterenko

Was ist Fibromyalgie?

Obwohl man in Deutschland davon ausgeht, dass hierzulande zwischen 2 und 3 Millionen Menschen von einer Fibromyalgie betroffen sind, gehört sie noch immer zu den unbekannten Krankheiten und ist immer noch nicht eingehend erforscht wie andere Erkrankungen.

Bis heute wird die Fibromyalgie in der medizinischen Fachwelt kontrovers diskutiert, sodass man sich bislang über eine Zuordnung der Krankheit nicht abschließend einigen konnte. Ein Grund hierfür liegt darin, dass es bei Fibromyalgie, im Gegensatz zu anderen rheumatischen Erkrankungen, nicht zu einer Zerstörung der Gelenke kommt. Während einige Rheumatologen die Fibromyalgie dem Weichteilrheumatismus zuordnen, glauben andere Mediziner, dass Fibromyalgie nicht mit einer rheumatischen Erkrankung vergleichbar ist. Somit wird die Fibromyalgie in der Fachwelt bis heute sehr kontrovers diskutiert. Unabhängig hiervon führt die Weltgesundheitsorganisation (WHO) die Fibromyalgie als eine eigenständige Erkrankung auf.

Frauen sind bis zu achtmal häufiger betroffen als Männer, und es gibt Hinweise darauf, dass die Krankheitsanlage möglicherweise über die weibliche Erblinie weitergegeben wird, bewiesen ist dies bislang nicht. Die Ursachen der Fibromyalgie werden sehr heiß diskutiert und im gleichnamigen Kapitel genauer erläutert.

Grundsätzlich kann die Krankheit in jedem Alter auftreten, aber die Erstdiagnose findet zumeist im mittleren Lebensalter statt. So liegt bei Erwachsenen der Krankheitsbeginn meistens um das 35. Lebensjahr. Aber auch Kinder können betroffen sein, das bisher jüngste in Deutschland diagnostizierte Kind ist 4 Jahre alt.

Die Erkrankung beginnt schleichend und unauffällig, sodass die diffus auftretenden Symptome besonders in der Anfangsphase von den behandelnden Therapeuten nur unzureichend gedeutet werden. Bis zur vollständigen Ausbildung des Krankheitsbildes und der Diagnose dauert es durchschnittlich 7 Jahre. Hauptsächlich ist die Fibromyalgie eine chronische Schmerzerkrankung, die durch Muskel-, Bindegewebs- und Knochenschmerzen charakterisiert ist. Die Schmerzen verteilen sich großflächig und betreffen gleichzeitig mehrere Körperstellen, vorrangig jedoch den Rücken- und Nackenbereich und der Wirbelsäule. Typisch sind auch Schmerzen der Schultern, Ellenbogen-, Hand-, Knie- und Sprunggelenke. Darüber hinaus können auch die Gesichts- und Kiefermuskulatur sowie der Hinterkopf und der Brustbeinbereich betroffen sein.

Dabei stehen die Schmerzen an der Muskulatur und den Sehnenansätzen im Vordergrund. Obwohl die Gelenke nicht direkt beeinträchtigt sind, sondern stattdessen die gelenknahen Bereiche, sind deutliche Bewegungseinschränkungen charakteristisch.

Hieraus resultiert auch die Namensgebung der Erkrankung. Das Wort Fibromyalgie leitet sich aus dem Griechischen und dem Lateinischen ab: Der Wortbestandteil „Fibro-" kommt vom lateinischen Wort „fibra" und bedeutet „Faser", „my-" (oder „myo-") leitet sich von „myos" ab, dem griechischen Wort für Muskel. „Algie" ist abgeleitet von „algos", was im Griechischen „Schmerz" bedeutet. Fibromyalgie bedeutet übersetzt also „Muskel-Faser-Schmerz".

Zu den hartnäckigen Schmerzen kommen bei vielen Betroffenen diverse weitere Beschwerden. Häufig sind dies Chronische Müdigkeit (CFS), Erschöpfung, Abgeschlagenheit und Unwohlsein. Aber auch Verdauungsbeschwerden, Muskelkrämpfe, Ein- und Durchschlafstörungen, Juckreiz der Haut, Konzentrationsprobleme, Herzrhythmusstörungen und weitere Symptome kennzeichnen die Fibromyalgie und führen zu einer starken Beeinträchtigung der Lebensqualität.

Darüber hinaus haben Fibromyalgie-Patienten auch mit beträchtlichen sozialen Schwierigkeiten zu kämpfen, da ihre Beschwerden oft nicht ernst genommen werden. Nicht selten sehen sich die Patienten damit konfrontiert, dass man sie als Hypochonder und „eingebildete Kranke" abstempelt. Leider geschieht dies allzu oft auch auf therapeutischer Seite, hier besteht die Gefahr, dass die Symptome als psychosomatisch eingeordnet werden mit dem fatalen Ergebnis, dass die eigentlich notwendigen Therapien, die bei einer Fibromyalgie angezeigt sind, ausbleiben oder erst sehr spät erfolgen.

Symptome

Die Fibromyalgie ist eine sehr komplexe Krankheit mit einem vielfältigen Beschwerdebild, bei dem unterschiedlichste Symptome auftreten, und die auf den ersten Blick nichts miteinander zu tun haben. Einige Fachleute gehen davon aus, dass bis zu 100 verschiedene Symptome im Rahmen der Fibromyalgie in Erscheinung treten.

Als Leitsymptom gilt der Schmerz an den Sehnenansätzen und der Muskulatur, der gleichzeitig an mehreren Körperstellen auftreten kann. Weitere Symptome können auch diffus auftretende Ganzkörperschmerzen sein, sowie Kopfschmerzen, Gefühlsstörungen an Händen und Füßen, Magen-Darmbeschwerden, Verdauungsstörungen, Blutzuckerstörungen, Kloßgefühl im Hals, verstärkte Menstruationsbeschwerden, Depressionen, Herzjagen, Kälteempfindlichkeit und Atemnot. Begleitend kommt es oft auch zu Schwierigkeiten beim Ein- und Durchschlafen. Infolge dessen leiden die Betroffenen häufig an Erschöpfungszuständen, Konzentrationsstörungen sowie allgemeinem Leistungsabfall. Zudem tragen noch weitere Faktoren wie etwa eine Schilddrüsenunterfunktion, Hormonstörungen, chronische Infektionen und Nahrungsmittelunverträglichkeiten zu einer extremen Müdigkeit und Erschöpfung bei.

Was den Tagesverlauf der Krankheit anbelangt, sind die Beschwerden oft morgens nach dem Aufstehen am stärksten ausgeprägt.

Insgesamt lässt sich sagen, dass bei Fibromyalgie eine Fülle von verschiedenen Symptomen vorliegt, die ineinander greifen und sich gegenseitig potenzieren können. Um die Symptome richtig deuten zu können, ist eine eingehende und ganzheitliche Betrachtung von verschiedenen physiologischen und psychologischen Aspekten notwendig. Dabei wird berücksichtigt, dass die Symptome bei jedem einzelnen Patienten in sehr unterschiedlichen Kombinationen und abweichenden Schweregraden auftreten. Während bei dem einen Patienten die Schmerzen mit einer starken Erschöpfung und Müdigkeit einhergehen, stehen bei einem anderen eher die Schmerzen und Depressionen im Vordergrund.

Die häufigsten Symptome im Überblick

- Schmerzen
- Schlafstörungen
- Stimmungsschwankungen
- psychische Probleme (Depressionen, Angststörungen, Panikattacken)
- chronische Müdigkeit und Erschöpfung
- deutlich reduzierte Leistungsfähigkeit
- Nahrungsmittelintoleranzen
- Reizdarm
- Verdauungsprobleme (Reizdarm, Durchfall, Verstopfung, Blähungen)
- Morgensteifheit
- Blutzuckerstörungen
- Konzentrationsstörungen
- Hormonstörungen
- Kopfschmerzen bis hin zu Migräne
- Karpaltunnelsyndrom
- Beeinträchtigungen des Kurzzeitgedächtnis
- schmerzhafte Menstruation
- chronische Infektionen
- Infektanfälligkeit
- Überempfindlichkeit bei Lärm, grellem Licht und Gerüchen
- Temperaturempfindlichkeit
- Wassereinlagerungen, dadurch Schwellungen der Hände, Finger, Oberschenkel, Augen und Wangen
- kognitive Probleme
- Erinnerungslücken
- Stressunverträglichkeit

Schmerzen

Das Wort Schmerz kommt aus dem Altgriechischen und ist auf *smerdnos* und *smerdaléos* zurückzuführen. Schmerzen wortwörtlich genommen, heißt demnach nichts anderes als „schrecklich" und „furchtbar". Passender könnte es kaum sein, denn genau das sind Schmerzen bekanntermaßen ja – einfach nur schrecklich. Und je intensiver und länger sie in Erscheinung treten, umso gnadenloser empfindet man sie. Unweigerlich führen sie zu einer starken Beeinträchtigung der Lebensqualität, im chronifizierten Zustand begleitet von der ständigen Angst, diese Schmerzen zeitlebens aushalten zu müssen. Wer schon lange an Fibromyalgie erkrankt ist, weiß ein Lied davon zu singen, denn Schmerzen gehören hier zum Alltag. Sie sind das quälendste und am häufigsten behandelte Symptom bei der Fibromyalgie, nicht ohne Grund wird die Erkrankung auch als „Schmerzsyndrom" bezeichnet.

Obwohl Schmerzen so stark verbreitet sind und auch bei zahlreichen anderen Erkrankungen auftreten, sind viele physiologische Mechanismen der Schmerzen noch nicht in all ihren komplexen Vorgängen und Einzelheiten aufgeschlüsselt und erklärbar. Im Allgemeinen zeigen sich Schmerzen in unterschiedlichen Erscheinungsformen, mal dumpf und diffus, mal brennend, reißend, elektrisierend, spitz oder stechend. Mehrere Schmerzformen können sich dabei überschneiden oder auch gemeinsam auftreten.

Bei der Fibromyalgie zeigen sich die Schmerzen einerseits als Dauerschmerzen, andererseits treten aber auch plötzliche Schmerzattacken auf. Besonders betroffen sind die gelenknahen Bereiche. Die Gelenke selbst sind zwar nicht beeinträchtigt, dennoch sind es in der Regel die gelenknahen Bereiche, an denen die Schmerzen in Erscheinung treten.

Dies sind typischerweise die Schultern, die Sprunggelenke, Ellbogen-, Hand- und Kniegelenke. In fast allen Fällen kommt es zu Schmerzen an der Wirbelsäule, aber auch der Hinterkopf- und Brustbeinbereich oder die Gesichts- und Kiefermuskulatur können betroffen sein. Dabei sind die Muskeln selber (z. B. Oberschenkel- oder Wadenmuskeln) kaum schmerzhaft. Auch ist die Krankheit charakterisiert durch eine allgemein erhöhte Schmerzempfindlichkeit, sodass schon geringste Berührungen Schmerzen auslösen können.

Die Schmerzen sind nicht immer gleichbleibend, sondern treten wechselhaft auf und verändern auch ihre Intensität und ihren Charakter. Auffallend ist eine Schmerzverstärkung durch eine zu starke Belastung, aber auch andere Umstände, wie etwa eine längere Phase der Bewegungslosigkeit. Die meisten Fibromyalgie-Patienten erleben dies fast täglich, wenn sie nach längerem Stillsitzen aufstehen oder morgens beim Aufstehen. Dabei hat man manchmal das Gefühl, als spüre man jeden Knochen einzeln. Ein Gefühl, das gesunde Menschen gelegentlich erleben, wenn sie von starkem Muskelkater betroffen sind und sich vor Schmerzen kaum fortbewegen können.

Müdigkeit und Erschöpfung

Die Fibromyalgie geht bei den meisten Betroffenen mit einer stark ausgeprägten Müdigkeit und Erschöpfung einher und sind neben den Schmerzen ein täglicher Begleiter, die zu einer zusätzlichen Beeinträchtigung der Lebensqualität führen.

Bei einigen Patienten erzeugt die permanente Müdigkeit sogar eine größere Belastung als die Schmerzen, was schon erahnen lässt, dass die Müdigkeit, von der hier die Rede ist, nicht mit normaler Müdigkeit, wie sie auch jeder gesunde Mensch immer mal erlebt, vergleichbar ist. Außerdem hat sie nichts mit Bequemlichkeit, Faulheit, Lustlosigkeit, zu wenig Schlaf, einer langweiligen Fernsehsendung oder einem zu üppigen Mittagessen zu tun.

Diese Art der Müdigkeit, die auch als *Fatigue* und *chronische Müdigkeit (CFS)* bezeichnet wird, ist nicht vergleichbar mit herkömmlicher Müdigkeit und ist definitiv nicht einfach nur „müde sein".

Sie fühlt sich nicht nur anders an, sondern sie ist es de facto auch. Man ist ständig müde, und selbst nach einer Nacht mit einem ausreichenden und erholsamen Schlaf fühlt man sich nicht fit. Der natürliche Antrieb ist stark eingeschränkt, es fehlt der Schwung, um alltägliche Dinge erledigen zu können. Dieses Gefühl nimmt oftmals den ganzen Tag ein und bestimmt das Leben von morgens bis abends. Für die Betroffenen bedeutet das einen enormen Leidensdruck.

Zu erschöpft, um sich zu bewegen, zu kraftlos, um sich auf ein längst überfälliges Telefonat zu konzentrieren, und völlig überfordert schon allein von der Vorstellung, wie man den nächsten Wocheneinkauf erledigen soll. An eine regelmäßige Berufstätigkeit ist oft gar nicht mehr zu denken, und auch einst geliebte Hobbies und Freizeitaktivitäten werden Opfer dieser intensiven Energielosigkeit. Alles ist anstrengend, weil die Müdigkeit alles zu blockieren scheint.

Rauft man sich doch mal richtig auf und erledigt im Laufe des Vormittags das Notwendigste, dann kann man fast jede Wette abschließen, dass es ab Mittag wieder zuverlässig nach unten und zumeist in die Horizontale auf der Couch gehen wird. Denn schafft man es trotz aller Widerstände, doch die eine oder andere Erledigung zu bewältigen, dann fühlt man sich danach schachmatt. Irgendwie hangelt man sich dann durch den Nachmittag, stets in froher Erwartung, dass der Abend und somit die nächste horizontale Pause in greifbare Nähe rückt.

Keine Frage – ein erfüllendes Leben sieht anders aus. Und wer es nicht selbst bei sich oder seiner Familie miterlebt hat, vermag es sich kaum vorzustellen, was so eine Energielosigkeit mit dem Betroffenen und seinen direkten Mitmenschen anrichtet. Das ganze Leben wird auf Sparflamme gesetzt. Man ist altersmäßig zwar eigentlich in der Blüte seines Lebens, aber es fühlt sich an, als hätte jemand den Stecker zum Leben gezogen. Die Arme und Beine empfindet man wie schwere Betonklötze, im Kopf treibt der Gehirnnebel sein Unwesen und macht jeden Versuch, sich zu konzentrieren, schon im Ansatz zunichte.

Man schläft und döst sich durch den Tag, fühlt sich fremdbestimmt, denn da sind so viele Dinge, die man eigentlich gerne machen würde, aber für die die nötige Kraft einfach fehlt. Die Müdigkeit bestimmt, wie der Tagesablauf sich gestaltet und nicht man selbst. Das ist frustrierend und entmutigend, je länger dieser Zustand andauert.

Besonders belastend ist die Situation, wenn man trotz der Erkrankung noch berufstätig ist. Hat man anfangs noch die Hoffnung, dass die Müdigkeitsphasen nur von vorübergehender Natur sind und bald wieder ein „normales" Arbeitsleben möglich sein wird, zeigt einem die

Erkrankung im Laufe der Zeit die brutale Realität. Denn die Müdigkeit verschwindet nicht. Dafür das alte Leben umso mehr. Egal, wie sehr man sich bemüht, wie sehr man auf einen ausreichenden Schlaf achtet, und das Leben nur noch aus Arbeitsplatzerhaltung und Schlafen besteht – es kommt bei vielen Betroffenen irgendwann unweigerlich der gefürchtete Tag, an dem man nicht mehr arbeiten kann. Sei es, dass man es selbst erkennt und sich eingestehen muss, oder dass der Arbeitgeber die Reißleine zieht. Gezwungenermaßen muss man seinen Arbeitsplatz aufgeben, wenn sich keine anderen Lösungen ergeben. Letztendlich ist es bei vielen Fibromyalgie-Patienten die extreme Erschöpfung, die sie in die Erwerbsminderungsrente zwingt.

Schlafstörungen

Schlafstörungen sind bei der Fibromyalgie ein sehr großes Problem, von dem fast alle Fibromyalgie-Patienten betroffen sind. Die Ausprägung der Schlafstörungen ist dabei so stark, dass diese neben den Schmerzen zu den belastendsten Symptomen gezählt werden.

Oft sind die Nächte durch schlechtes Einschlafen und mehrfaches Aufwachen gekennzeichnet, wovon insbesondere die Tiefschlafphase betroffen ist. Morgens wacht man schließlich völlig gerädert auf und wünscht sich nichts sehnlicher, als noch ein paar weitere Stunden weiterschlafen zu können. Dies ist nicht verwunderlich, denn ausgewogener Schlaf ist für einen gesunden Körper eine biologische Notwendigkeit. Schlaf ist nicht einfach ein Zustand einer Aktivitätsminderung, sondern Schlaf ist für die Gesunderhaltung und Regeneration unverzichtbar.

Verschiedene körperliche Programme werden während der Schlafphase in ihrer Aktivität reduziert wie z. B. die Atmung, der Herzschlag und die Muskelaktivität, hingegen sind andere während dieser Phase besonders aktiv. Hierzu zählen z. B. die Leber und das Hormonsystem.

Gerade die Leber ist im Hinblick auf eine Entgiftung des Körpers eines der wichtigsten Organe, das in seiner Funktionsfähigkeit dringend unterstützt werden muss. Wenn die Fibromyalgie mit einer Belastung von Umweltschadstoffen in Verbindung steht, ist es umso wichtiger, dass die Leber ihre Aufgaben optimal ausführen kann.

Darüber hinaus ist auch das Immunsystem auf eine gute Schlafqualität angewiesen. Fehlt es an ausreichendem und ausgewogenem Schlaf, kommt es unweigerlich zu einer Schwächung des Immunsystems.

Wie sich Schlafstörungen auf die Fibromyalgie auswirken, ist bislang erst ansatzweise geklärt. So weiß man zwar, dass Schlafentzug einen Fibromyalgie-Schub auslösen kann, aber Zusammenhänge über den Einfluss von Schlaf auf die Entspannung der Muskulatur sind noch nicht umfassend erforscht.

Schlafstörungen werden oft als lästiges Übel empfunden, weniger bedacht wird hingegen, dass der Gesundheit langfristig großer Schaden zugefügt wird, wenn Schlafstörungen zu einem Dauerzustand werden. So ist nicht nur nachgewiesen, dass unzureichender Schlaf zu häufigeren Erkrankungen führt, sondern auch, dass eine geringere Lebenserwartung daraus resultiert.

Letzteres erklärt sich dadurch, dass es während des Schlafs zu einer vermehrten Ausschüttung von immunaktiven Stoffen und der natürlichen Killerzellen kommt, die für eine funktionierende Immunabwehr unverzichtbar sind. Erfolgt aufgrund der schlechten Schlafqualität eine unzureichende Produktion der immunabwehrenden Substanzen, so kann sich der Körper gegen viele eindringende Erreger nicht mehr ausreichend zur Wehr setzen und wird somit anfälliger für Infektionen und andere Erkrankungen.

Nicht unwichtig für Fibromyalgie-Patienten ist auch der Zusammenhang von Schlaf und Nervensystem. Normalerweise findet während der Schlafphase eine Regeneration der Neuronen statt. Über diese erfolgt die Steuerung von willkürlichen und unwillkürlichen motorischen Bewegungen. Ist die Regeneration aufgrund von Schlafmangel nicht oder nur unzureichend möglich, so können hieraus Gefühlsstörungen in Armen und Beinen resultieren. Darüber hinaus kann der Körper schmerzempfindlicher werden, ein Zustand, der gerade bei der Fibromyalgie verhindert werden sollte. Ein weiterer Aspekt, der in Zusammenhang mit Schlafstörungen bedacht werden muss, ist der

Einfluss auf den Hormonhaushalt. Die Abgabe vieler Hormone ist am Schlafrhythmus orientiert, insbesondere das in der Nebennierenrinde produzierte *Cortisol* ist hiervon betroffen. So kommt es durch Schlafmangel zu einem dauerhaft erhöhten Cortisolspiegel, infolgedessen der Körper in einen Dauerstress gedrängt wird und einen Anstieg des Blutzuckerspiegels mit sich bringt. Hieraus resultiert häufig, dass es zu einer Zunahme des Körpergewichts kommt.

Nicht unbedacht bleiben sollten auch die Einflüsse auf das allgemeine Wohlbefinden, denn Reizbarkeit, Konzentrationsstörungen, innere Unausgeglichenheit und eine stark beeinträchtigende Tagesmüdigkeit sind unliebsame Folgen von Schlafstörungen.

Je länger die Schlaflosigkeit andauert, umso ernsthafter werden die hieraus resultierenden Probleme, die sich immer mehr auf den gesamten Lebensbereich und das Arbeitsleben erstrecken und hier einige Gefahren mit sich bringen. Dies ist nicht ungefährlich, denn durch Fahrigkeit, Unkonzentriertheit und Tagesmüdigkeit kommt es zu einer erhöhten Unfallgefahr.

All diese Aspekte zeigen, wie wichtig es ist, Schlafprobleme ernst zu nehmen und nach Möglichkeiten zu suchen, sie zu beseitigen, um weiteren möglichen Schaden abzuwenden.

Je länger Schlafstörungen andauern, umso mehr werden diese als „normal" empfunden. Nach dem Motto „das ist halt so", arrangiert man sich mit dieser Situation mit all ihren Nachteilen und der beeinträchtigten Lebensqualität. Schlaftabletten, die über ein großes Abhängigkeitspotential verfügen, sind hier oft ein unliebsamer Wegbegleiter.

All das muss nicht sein! Weder muss man sich einfach mit Schlafstörungen abfinden, noch muss man sich von Schlaftabletten abhängig machen. Es gibt weitaus bessere Lösungen, von denen im Kapitel „Schlafstörungen beseitigen" einige aufgezeigt werden.

Reizdarm

Die bei einem Reizdarm auftretenden Symptome wechseln sich bei den Betroffenen oft ab zwischen Durchfall, Bauchkoliken, Blähungen,

Verstopfung und immer wieder Bauchschmerzen. Immer mehr entwickelt sich der Reizdarm zu einem Massenphänomen unserer Zeit, und nicht selten muss die Diagnose „Reizdarm" als Verlegenheitsdiagnose herhalten.

Der Reizdarm ist bei Fibromyalgie-Patienten ein sehr häufig auftretendes Phänomen und lässt sich durch alleinige schulmedizinische Herangehensweisen meistens nicht zufriedenstellend in den Griff bekommen. Als gängige Erklärung für das Auftreten des Reizdarms wird Stress genannt, doch verwundert es nicht, dass der Reizdarm auch dann auftritt, wenn man sich in Ruhephasen befindet?

Zu bedenken gibt auch, dass ganzheitsmedizinische Herangehensweisen, bei denen nach einer genaueren Ursache gesucht wird, bei vielen Patienten gute Behandlungserfolge verzeichnet werden können.

Betrachtet man die schulmedizinische Sichtweise des Reizdarms, so führt dies allzu oft in eine Sackgasse. Denn hier gilt – vom Argument „Stress" mal abgesehen - die Ursache als nicht geklärt. Die Therapien beschränken sich auf Präparate, die die Verdauung beeinflussen wie etwa Mittel gegen Krämpfe, Durchfall oder Verstopfung. Auch Antidepressiva werden in einzelnen Fällen hierfür herangezogen. Ergänzend werden Antistressprogramme empfohlen, die weitestehend aus Entspannungsmethoden bestehen. Die Behandlungserfolge sind allzu oft nicht von Erfolg gekrönt und hinterlassen bei Patienten und Therapeuten gleichermaßen schlechte Laune.

Wesentlich erfolgversprechender zeigen sich hingegen Herangehensweisen, die eine zielführende Ursachenforschung einbeziehen. Manchmal liegt die Lösung sogar sehr nahe. Gerade bei Fibromyalgie-Patienten ist bekannt, dass viele von ihnen von einer Darmdysbiose, Candidapilz-Infektion und Nahrungsmittelintoleranzen betroffen sind. Genug Gründe, um Verdauungsprobleme zu bekommen, und gute Ansätze, die nicht nur zu einer Linderung, sondern gar zu einer kompletten Beseitigung des Reizdarmes führen können.

Im weiteren Verlauf dieses Buches werden diesbezüglich genauere Zusammenhänge beschrieben. Durch erfolgreiche Therapien des Reizdarms verbessern sich bei der Fibromyalgie häufig auch andere

Symptome, die im ersten Moment gar nicht ursächlich mit dem Reizdarm in Verbindung zu stehen scheinen. Wird also die tatsächliche Ursache des Reizdarms herausgefunden und erfolgreich therapiert, kann dies für viele Patienten ein wichtiger Schlüssel zu mehr Lebensqualität sein.

Psychische Probleme

Neben körperlichen Beschwerden wird Fibromyalgie nicht selten auch von massiven psychischen Problemen begleitet wie Angstgefühlen, Panikattacken und Depressionen. Bei all diesen Symptomen handelt es sich um typische Begleiterscheinungen von Schmerzerkrankungen. In der Tat ist es naheliegend, dass ununterbrochene Schmerzen seelische Verstimmungen auslösen können, und dass die mit den Beschwerden verbundene Einschränkung der Lebensqualität zu Depressionen führen kann. Doch während einige Mediziner diese seelischen Beschwerden ausschließlich als Folge der körperlichen Symptome interpretieren, gehen andere davon aus, dass die Fibromyalgie psychisch bedingt sei. Besonders oft betrifft dies Patienten, die unter Depressionen leiden.

Schwellungen

Im Zuge der Fibromyalgie auftretende Schwellungen können sich in verschiedenen Körperbereichen zeigen. Vorrangig sind die Finger und Hände betroffen, aber auch im Gesicht und an den Oberschenkeln treten sie auf. Diese Schwellungen werden als *Lymphödeme* bezeichnet und durch Lymphstauungen hervorgerufen.

Depressionen

Im Zusammenhang mit der Fibromyalgie treten bei vielen Patienten Depressionen auf, allerdings werden diese nicht immer als solche erkannt. Aber auch umgekehrte Situationen sind möglich, sodass das gesamte Krankheitsbild einer Depression zugeschrieben wird. Fatalerweise wird in diesen Fällen nicht nach weiteren Ursachen und Krankheitszusammenhängen gesucht, weil quasi klar ist, dass eine Depression vorliegt.

Die für eine Fibromyalgie eigentlich erforderlichen Therapiemaßnahmen bleiben in diesen Fällen aus. Anstatt Physiotherapie, Ergotherapie, Beseitigung der eventuell vorhandenen Schadstoffe und diversen weiteren Therapiemaßnahmen, erfolgen Psychotherapien und medikamentöse Behandlungen mit Psychopharmaka. Dass hierdurch die erhofften Symptomverbesserungen ausbleiben, ist nicht verwunderlich.

Besonders tragisch ist es, wenn sich die vorhandenen Symptome noch weiter verschlimmern oder neue hinzukommen. Dabei lässt sich mit dem richtigen Wissen eine reine Depression sehr leicht von einer Fibromyalgie unterscheiden, zumindest bei den Patienten, bei denen die für eine Fibromyalgie typischen Schmerzen durch die „Tender-Points" festgestellt werden können.

Bei einer Fibromyalgie, die mit Depressionen einhergeht, stellt sich die Frage „Was war zuerst? Waren es die Schmerzen, und resultieren die Depressionen aus dem dauerhaften Schmerzerlebnis?" Möglich sind auch andere Ursachen wie insbesondere eine Schadstoffbelastung durch Schwermetalle, Hormonstörungen oder auch Nahrungsmittelunverträglichkeiten, die eine zu niedrige Serotoninversorgung mit sich bringen können.

Wenn eine genauere Ursache festgestellt werden kann, erhöht das den Therapieerfolg natürlich bedeutsam. Aber wo auch immer die Depression ihren Ursprung hat, sie ist eine ernst zu nehmende Erkrankung, die bedrohliche Ausmaße annehmen kann und ein erhöhtes Suizid-Risiko mit sich bringt. Dies ist es, was Depressionen lebensbedrohlich macht. Für Außenstehende sind Depressionen unsichtbar und nicht nachvollziehbar. Sie wundern sich zwar darüber, dass sich die Personen zurückziehen und von der Umwelt abkapseln. Selbst die engsten Familienangehörigen und guten Freunde kommen in dieser Phase an den Erkrankten nicht oder nur noch kaum heran. Spricht man sie darauf an, weichen sie aus. Sie wissen selbst nicht, was mit ihnen los ist, können ihre Empfindungen und ihre Situation kaum in Worte fassen, obwohl sie unter einem extremen Leidensdruck stehen.

Sie sind in ihren Depressionen gefangen, in tiefer Traurigkeit gefesselt. Sie können keine Freude empfinden, denn Glücksgefühle sind ihnen fremd und unheimlich.

Sie fühlen sich ausgeschlossen von dem Rest der Welt, unverstanden sowieso. Auch im Stich gelassen, denn Einsamkeit ist ein hässlicher Begleiter, der den dunklen langen Weg überschattet. Es gibt keinen Ausweg, nichts kann aufmuntern oder ein Lächeln ins Gesicht zaubern. Das Gesicht ist leer, wie eine Fratze eines fremden Menschen blickt sie einen im Spiegel an. Alles ist schrecklich, und niemand kann helfen. Gefangen zu sein im eigenen fremdbestimmten Körper beschreibt das schreckliche Leid wohl am besten.

Allerspätestens dann, wenn Depressionen ein so bedrohliches Ausmaß annehmen, sind sie dringend behandlungsbedürftig. Idealerweise natürlich schon zu einem früheren Zeitpunkt, aber dies passiert leider im Praxisalltag oftmals nicht. Depressionen werden sehr häufig erst dann diagnostiziert, nachdem schon ein langer Leidensweg zurückgelegt wurde, und schon fast Gefahr im Verzuge ist.

Die Behandlung der Depressionen besteht in der Regel aus einer medikamentösen Therapie, die in der Lage ist, den Gefühlzustand zu stabilisieren.

Häufig erfolgt dies in Kombination mit einer Psychotherapie. Hier geht es darum, nach möglichen psychischen Auslösern der Depression zu suchen, aber auch darum, Verhaltensregeln zu erlernen, mit deren Hilfe man depressive Phasen und die Hoffnungslosigkeit besser überstehen kann. Bei der Fibromyalgie besteht das Behandlungsziel häufig auch darin, eine bessere Akzeptanz der Erkrankung mit all ihren Begleitumständen und Beeinträchtigungen auf die Lebenssituation zu erreichen. Hier kann eine rechtzeitige seelische Betreuung bei vielen Fibromyalgie-Patienten zu mehr Lebensmut und Auseinandersetzung mit der Erkrankung und ihren Begleitumständen verhelfen.

Darüber hinaus sollten noch einige weitere Maßnahmen herangezogen werden, um die Depressionen positiv zu beeinflussen. Sport und Bewegung wirken sich günstig auf die Stimmung auf, auch kreative Betätigungen wie Malen, Basteln, Töpfern oder andere Dinge, die einem Spaß bereiten, können zur Symptomverbesserung beitragen.

In meinem Buch „Depressionen erfolgreich behandeln" erhalten Sie viele weitere Informationen. Lesen Sie hierzu auch das Kapitel „Fibromyalgie – nicht alles ist psychosomatisch".

Karpaltunnelsyndrom

Auch das Karpaltunnelsyndrom ist ein auffallend häufig auftretendes Begleitsymptom der Fibromyalgie. Ähnlich wie die Fibromyalgie tritt auch das Karpaltunnelsyndrom wesentlich häufiger bei Frauen als bei Männern auf. Insgesamt betrifft die Erkrankung ca. 10 % der erwachsenen Bevölkerung.

Das Wort „*Carpus*" leitet sich aus der griechischen Bezeichnung „*Karpos*" ab, was übersetzt „Handgelenk" bedeutet. Fachlich gesehen zählt das Karpaltunnelsyndrom zu den Neuralgien, weil es sich um eine Erkrankung von Nerven handelt. So wird es auch als „*Nervenengpass-Syndrom*" bezeichnet.

Im Gegensatz zur Fibromyalgie ist die Diagnose eines Karpaltunnelsyndroms in der Regel sehr einfach und zuverlässig möglich. Als Standard zählt die Messung der Ströme der Nerven.

Um zu verstehen, warum es zu einem Karpaltunnelsyndrom kommen kann, ist es hilfreich, das Handgelenk genauer zu betrachten. Der Karpaltunnel besteht aus Knochen und Bändern und befindet sich in der Innenseite des Handgelenks. Der Kanal ist ein schmaler Durchgang, vergleichbar mit einem Nadelöhr, das ungefähr einen Durchmesser von der Größe eines Daumens hat. Der Karpaltunnel übernimmt eine wichtige Schutzfunktion, denn ein Hauptnerv der Hand, sowie neun Sehnen, die erforderlich sind, damit die Finger biegsam sind, durchlaufen diesen Tunnel.

Das Karpaltunnelsyndrom ist eine häufige Ursache von Taubheitsgefühlen, Lähmungen und Schmerzen der Hände. Dies sind zwar keine lebensbedrohlichen gesundheitlichen Einschränkungen, dennoch kann die Erkrankung zu einer starken Belastung für den Betroffenen werden. Denn durch die Beeinträchtigung ist nicht nur die Durchführung zahlreicher Aufgaben am Arbeitsplatz stark eingeschränkt, sondern auch viele alltägliche Aktivitäten werden erschwert oder sogar unmöglich. Besonders hinderlich sind nächtliche Schmerzen einzelner Finger, die vom Daumen bis zum Mittelfinger reichen. Im fortgeschrittenen Stadium strahlen die Schmerzen auf die ganze Hand oder sogar den kompletten Arm aus. Aber auch schon die Schmerzen in einem Finger führen zum Aufwachen und stören die Nachtruhe ganz empfindlich.

Das Karpaltunnel-Syndrom kann als ein vorübergehender Zustand auftreten und sich vollständig zurückbilden. Oder aber es bleibt fortbestehen und verschlechtert sich im Laufe der Zeit und dem Fortschreiten der Erkrankung.

Je nach Ausprägung und Intensität des Karpaltunnelsyndroms erfolgt die Therapie durch das Tragen von ruhigstellenden Handgelenkschienen. Diese werden insbesondere nachts getragen, um die nächtlichen Schmerzen und damit schlaflose Nächte zu verhindern. Vereinzelt kommen auch antientzündliche Medikamente zum Einsatz. Leider oftmals viel zu schnell wird zu einer Operation geraten, um den Kanal zu erweitern. Auch wenn viele Patienten durch einen chirurgischen Eingriff Linderung erreichen, ist dieser mit großer Sorgfalt abzuwägen und erst dann heranzuziehen, wenn alle anderen Maßnahmen erfolglos verlaufen.

Als hilfreich zeigt sich oft zusätzlich zum Tragen der nächtlichen Handgelenksschiene die Einnahme bestimmter Nahrungsergänzungsmittel. Gerade im Frühstadium zeigen sie bei vielen Patienten gute Wirkungen wie insbesondere Vitamin B6 und Astaxanthin.

Man sollte ein Karpaltunnelsyndrom keinesfalls auf die leichte Schulter nehmen, denn unbehandelt führt es im fortgeschrittenen Stadium zu einem Abbau der Daumenmuskulatur. Eine dauerhafte Bewegungseinschränkung der Hand ist dann kaum noch zu vermeiden.

Welche Faktoren können die Symptome verschlimmern?

Die bei der Fibromyalgie auftretenden Symptome können sich durch zahlreiche Auslöser verstärken. Sie zu kennen und möglichst zu vermeiden, ist von großer Bedeutung für den weiteren Krankheitsverlauf.

Zu den häufigsten Faktoren zählen:

- schlechte Schlafqualität (Ein- und Durchschlafstörungen, leichter Schlaf, fehlender Erholungseffekt)
- physische und psychische Überanstrengungen
- Stress jeglicher Art
- Lärm und laute Geräusche
- grelles Licht
- Geruchsbelästigungen
- Infektionserkrankungen (z. B. Grippe, Lungenentzündung, EBV-Infektion, Candida-Infektion)
- mit Schadstoffen belastete Luft (z. B. Schimmelpilze, Industrie- und Autoabgase)
- Übergewicht
- feuchtes Wetter
- Wetterwechsel (insbesondere Veränderungen des Luftdrucks und kältere Temperaturen)
- Hormonschwankungen (insb. Wechseljahresbeschwerden, prämenstruelle Beschwerden und unzureichend hormonell eingestellte Schilddrüse)
- nährstoffarme Ernährung
- unverträgliche Lebensmittel und Medikamente
- Angstzustände
- Depressionen und Trauer

Krankheitsverlauf

Einen „typischen Krankheitsverlauf", wie man ihn bei vielen anderen Erkrankungen voraussagen kann, gibt es bei der Fibromyalgie nicht, denn der zeitliche Verlauf variiert von Fall zu Fall sehr stark und ist von individuellen Komponenten abhängig. Dennoch gibt es einige Faktoren, die auf die meisten Fibromyalgie-Patienten zutreffen.

Hierzu gehört unter anderem, dass die Erkrankung oft langsam beginnt und zunächst nur an ein oder zwei Körperstellen auftritt, und zwar sehr oft am Rücken. Sie breitet sich dann typischerweise auf den Bereich der Arme und Beine aus. Bevor diese charakteristischen Schmerzen im Bereich der Lenden- oder Halswirbelsäule und den Armen und Beinen einsetzen, kommt es meist zu eher unauffälligen und unspezifischen Beschwerden wie Abgeschlagenheit, Schlafstörungen oder Magen-Darm-Beschwerden.

Im Laufe der Zeit verschlimmern sich die Beschwerden, bis sie schließlich einen chronischen Charakter annehmen. Bis sich die Erkrankung voll ausgebildet hat, dauert es durchschnittlich sieben bis acht Jahre. Bei Erwachsenen liegt der Krankheitsbeginn meistens um das 35. Lebensjahr herum, wobei die Beschwerden ihren Höhepunkt häufig vor oder nach den Wechseljahren erreichen.

In der Regel verläuft die Entwicklung der Krankheit nicht kontinuierlich. Das bedeutet, dass Schmerzattacken von schmerzfreien Intervallen abgelöst werden. Bei den Schüben lässt sich kein bestimmtes zeitliches Muster erkennen. Somit lassen sich die akuten Phasen kaum vorhersehen und entsprechend medikamentös auffangen.

Wenn sich die Fibromyalgie chronifiziert, ist bei den meisten Patienten erfahrungsgemäß davon auszugehen, dass auch nach vielen Jahren die Schmerzsymptome vergleichbar sind mit denen zu Beginn der Erkrankung. Trotz des chronischen und belastenden Charakters kommt es bei der Fibromyalgie nicht zu einer krankheitsbedingten Zerstörung der Knochen, wie sie bei anderen rheumatischen Krankheiten zu beobachten ist. Auch tritt bei Fibromyalgie keine Gelenkversteifung oder Zerstörung der Gelenke, der Wirbelsäule, der Muskulatur oder der inneren Organe auf, was ein kleiner Trost sein kann.

Es kommt jedoch in eher seltenen Fällen zu Kapselschrumpfungen und anderen irreparablen Schädigungen am Gelenkapparat. Diese sind aber kein direktes Resultat der Erkrankung, sondern entstehen meist infolge von ungenügender Bewegung, da die betroffenen Patienten dazu tendieren, Schmerzen durch eine Schonhaltung vermeiden zu wollen.

In diesem Punkt wird deutlich, wie wichtig das Mitwirken des Betroffenen ist, seine Erkrankung positiv zu beeinflussen. Dies betrifft nicht nur die Bereitschaft, sich regelmäßig entsprechend der Erkrankung zu bewegen, sondern auch andere Faktoren sind hier von großer Bedeutung, wie beispielsweise die Ernährung, die Schlafgewohnheiten und der persönliche Lebenswandel.

Auch Faktoren, die bekannt dafür sind, dass sie zu einer Verschlimmerung der Beschwerden führen können, haben einen bedeutsamen Einfluss auf den Krankheitsverlauf und sollten möglichst vermieden werden. Lesen Sie hierzu das Kapitel „Welche Faktoren können die Symptome verschlimmern?"

Ursachen

Die genauen Ursachen der Fibromyalgie sind bisher nicht gründlich erforscht. Man geht bislang aus Sicht der Schulmedizin davon aus, dass verschiedene Faktoren wie schlecht verarbeiteter Stress, biochemische Störungen im Körper, körperliche Überlastung, anhaltende Fehlhaltungen, sowie angeborene Bänderschwäche eine Rolle spielen.

In einigen Fällen kann Fibromyalgie auch als Folgeerkrankung auftreten. Das bedeutet, dass eine vorangegangene anderweitige Erkrankung als Auslöser für Fibromyalgie auftritt. In diesen Fällen spricht man von „sekundärer Fibromyalgie".

In diesem Zusammenhang ist beobachtet worden, dass das Fibromyalgiesyndrom vermehrt nach Unfällen oder chirurgischen Operationen auftritt. Dies könnte auf den folgenden Mechanismus zurückzuführen sein: Wenn ein Schmerzreiz über einen längeren Zeitraum ununterbrochen fortbesteht, kann dies zur Folge haben, dass die

Nervenzellen soweit gereizt und sensibilisiert sind, dass sie auch dann aktiv bleiben, wenn der eigentliche Schmerzreiz bereits abgeklungen ist. Der gleiche Effekt kann im Übrigen auch durch anhaltende Fehlbelastungen des Körpers auftreten, wie sie durch eine falsche Körperhaltung oder falsche Bewegungsabläufe verursacht werden.

Hier ist festgestellt worden, dass bei den betroffenen Patienten neurophysiologische Veränderungen im Hirn eine Rolle spielen können. Häufig wird auch eine Störung des Schmerzgedächtnisses im Gehirn diskutiert, welche die Schmerzen auslöst. Genauer gesagt, kann es bei anhaltenden Schmerzen zu einer fehlerhaften Schmerzgedächtnisprogrammierung im Gehirn kommen.

Wenn das Gehirn dauerhaft einen Schmerzreiz an eine Nervenzelle signalisiert, kann sich deren Empfindlichkeit so sehr erhöhen, dass sie auch ohne ein Signal Schmerzen auslöst. Das bedeutet, dass aufgrund einer gestörten Schmerzwahrnehmung eine Schmerzinformation im Gehirn generiert wird, und zwar selbst dann, wenn an den entsprechenden Körperstellen selbst gar keine Schmerzen entstehen oder sich die schmerzhaften Stellen des Bewegungsapparates nicht verändern.

Das hat zur Folge, dass der Betroffene dauerhaft Schmerzen verspürt, die aus der gestörten Schmerzverarbeitung im Gehirn resultieren. Das Fehlen von krankhaften Veränderungen oder Entzündungen an den Schmerzpunkten bestärkt diese Vermutung. Und trotzdem sind es echte und nicht eingebildete Schmerzen, die der Patient spürt.

Auch hormonelle Ungleichgewichte stehen im Verdacht, Fibromyalgie entstehen zu lassen. Hierbei kommt es zu einer verminderten Ausschüttung von Botenstoffen des Gehirns, welche normalerweise für die Unterdrückung von Schmerzen zuständig sind. Dies betrifft insbesondere den Neurotransmitter *Serotonin*, der außerdem auch für die Regulation des Schlafes eine wichtige Rolle spielt.

Somit können die Schlafstörungen, von denen die meisten Fibromyalgie-Patienten betroffen sind, zum einen in der Schmerzbelastung, zum anderen aber auch in dieser hormonellen Disbalance ihre Ursache haben. Serotonin ist darüber hinaus auch ein Glücksbotenstoff, dessen Mangel eine der Ursachen für die bei Fibromyalgie häufig auftretenden Depressionen sein kann.

Zusätzlich zu der reduzierten Produktion von Serotonin werden Substanzen, wie beispielsweise die sogenannte *Substanz P*, deren Funktion normalerweise darin besteht, die Schmerzinformation von der betroffenen Körperstelle an das Gehirn weiterzugeben, vermehrt gebildet. Die Kombination dieser beiden Vorgänge resultiert in einer allgemein erniedrigten Schmerzschwelle und damit in einer erhöhten allgemeinen Schmerzempfindlichkeit.

Neben Serotonin wird zurzeit auch die Rolle anderer Hormone und Neurotransmitter, wie beispielsweise des Wachstumshormons *Somatotropin*, bei der Entstehung der Fibromyalgie untersucht.

Wenn es um mögliche Ursachen der Fibromyalgie geht, stehen auch immer mögliche psychische Einflüsse zur Diskussion. Einige Meinungen gehen gar davon aus, hier nicht nur einen Einfluss auf die Entwicklung der Fibromyalgie zu sehen, sondern sogar die alleinige Ursache.

Es besteht kein Zweifel daran, dass gerade in psychischen Krisensituationen (wie beispielsweise nach dem Tod einer nahestehenden Person oder anderen dramatischen Veränderungen der Lebenssituation) die psychische Spannung derart zunehmen kann, dass sie sich in Form von Muskelverspannungen manifestiert. Diese sind dann derart stark ausgeprägt, dass sie sich nicht mehr ohne weiteres lösen lassen. Chronische Muskelschmerzen sind die Folge.

Auffallend viele Patienten, die an Fibromyalgie erkranken, waren zuvor mit schwierigen Situationen im privaten oder beruflichen Bereich konfrontiert, durch welche sie sich überfordert fühlten. In diesem Kontext ist auch festgestellt worden, dass es sich bei den Betroffenen überdurchschnittlich oft um Persönlichkeitstypen handelt, die einen extrem hohen Anspruch an sich selbst haben und sich somit dauerhaft unter einen gesteigerten Leistungsdruck setzen.

Liegt nun in belastenden Lebenssituationen zusätzlich noch Schlafmangel vor - und Schlafstörungen stellen ja eine typische Begleiterscheinung von Stress dar - kann dieser Effekt noch verstärkt werden, da eine Stressverarbeitung, wie sie während des Schlafes erfolgt, nicht mehr in genügendem Maße erfolgen kann. Nicht selten finden sich die Betroffenen so in einem Teufelskreis wieder, in dem sich Verspannungsschmerzen, Schlafstörungen und Stress gegenseitig bedingen und immer mehr verstärken.

Zudem haben Studien ergeben, dass bei Patienten mit Fibromyalgie überdurchschnittlich häufig psychische Störungen wie Depressivität oder Angststörungen vorliegen. Es ist derzeit noch immer Gegenstand der wissenschaftlichen Diskussion, inwiefern derartige psychologische Aspekte einen Mitauslöser für die Krankheit darstellen, oder inwieweit Verstimmungen und Depressionen lediglich als Folge der physiologischen Beschwerden anzusehen sind. Lesen Sie hierzu auch das Kapitel "*Fibromyalgie – nicht alles ist psychosomatisch*".

Auffallend viele Fibromyalgie-Patienten sind von Nahrungsmittelintoleranzen und –allergien betroffen wie Laktose-, Histamin-, Fruktose- und Glutenintoleranz. Werden die unverträglichen Nahrungsmittel identifiziert und nicht mehr verzehrt, kommt es immer wieder zu sehr erstaunlichen Verbesserungen. Sei es, dass die Müdigkeit, Schmerzen oder auch die Schlafstörungen zurückgehen. Die Auswirkungen von unverträglichen Lebensmitteln sind enorm, allerdings wird dieser Zusammenhang im Praxisalltag leider noch viel zu selten berücksichtigt. Lesen Sie hierzu das Kapitel „*Fibromyalgie und Nahrungsmittelintoleranzen*".

Eine weitere mögliche Ursache, die stark in der Diskussion steht, ist eine Infektion mit Viren, Bakterien und/oder Pilzen. Auffallend oft werden bei Fibromyalgie-Patienten tatsächlich Infektionen diagnostiziert wie insbesondere mit dem Epstein-Barr-Virus, Herpes Zoster, Cytomegalie, Candida-Hefepilz und Borrelien.

Es ist immer wieder erstaunlich, wie deutlich sich die Fibromyalgie-Symptome bessern, wenn immunstärkende und infektionshemmende Maßnahmen durchgeführt werden. Infektionen bei Fibromyalgie-Patienten nehmen häufig eine chronische Form an oder fallen durch Reaktivierungen auf.

Bei chronischen Infektionen liegt bei vielen Patienten der Verdacht nahe, dass die eigentliche Ursache der ganzen Misere in einer Belastung mit Schadstoffen zu suchen ist. In diesen Fällen wird häufig eine genetisch bedingte Entgiftungsstörung diagnostiziert, bei der das sogenannte *Cytochrom P450* betroffen ist. Menschen mit dieser genetischen Störung sind nicht eigenständig in der Lage, den Organismus von Schadstoffen zu befreien. Kommen diese Personen mit Schwermetallen wie Blei, Quecksilber etc. in Berührung, sind aufgrund der körpereigenen Entgiftungsdefizite therapeutische Entgiftungsmaßnahmen unverzichtbar.

Werden diese Schadstoffe schließlich erfolgreich beseitigt, bilden sich infolgedessen zahlreiche Symptome zurück. Auch chronische Infektionen können hierdurch gelindert werden. Zurückgeführt wird dies darauf, dass Schadstoffe eine starke Schwächung für das Immunsystem darstellen. Im Hinblick auf die genetische Disposition gibt es noch weitere Aspekte, die einige Experten bei der Fibromyalgie heranziehen. Sie gehen von Beobachtungen aus, dass die Fibromyalgie in einigen Familien gehäuft auftritt und vermuten hier eine genetische Veranlagung für die Entstehung der Erkrankung. Demnach würde nur ein bestimmtes auslösendes Ereignis wie beispielsweise ein Unfall als Initialzündung wirken. Zusammenfassend lässt sich sagen, dass die folgenden Faktoren (isoliert oder im Zusammenspiel) als mögliche Auslöser für Fibromyalgie diskutiert werden:

- körperliche Überlastung
- Nahrungsmittelintoleranzen
- Darmdysbiose
- Übersäuerung
- Schlafmangel
- Verletzungen
- Operationen
- Hormonstörungen
- Veränderungen der schmerzbezogenen Transmitter (z. B. Dopamin, Noradrenalin, Serotonin, Substanz P)
- schwerwiegende Erkrankungen (z. B. Tumore)
- Entgiftungsstörung
- Umweltschadstoffe, insbesondere Quecksilber
- chronische Infektionen (EBV, Candida, Borrelien etc.)

- chronischer Stress
- falsche Körperhaltung
- schwache Gelenkbänder
- neurologische Erkrankungen
- Fehlregulationen des vegetativen Nervensystems
- psychische Einflüsse
- genetische Disposition

Fibromyalgie und Säure-Basen-Haushalt

Saurer Regen und übersäuerte Böden sind als bedrohliche Umweltschäden in aller Munde. Dass auch der menschliche Organismus übersäuern kann und dies zu schwerwiegenden gesundheitlichen Schäden führt, wird immer noch zu selten berücksichtigt. Damit im menschlichen Organismus zahlreiche komplexe Stoffwechselprozesse ablaufen können, benötigt dieser einen ausgeglichenen Säure-Basen-Haushalt. Besonders die umfangreichen Enzymleistungen können nicht mehr aufrechterhalten werden, wenn der Körper übersäuert und damit der pH-Wert des Blutes, der Gewebsflüssigkeiten und der Organstrukturen nicht basisch ist.

Zwar kann der Körper den pH-Wert des Blutes konstant halten, aber innerhalb der Gewebsflüssigkeiten und den Körperzellen kommt es zu starken Säureansammlungen, wenn dem Körper nicht ausreichend basische Nährstoffe zugeführt werden. Das Ergebnis ist eine chronische Übersäuerungssituation des Körpers. Entsäuerungsexperten gehen sogar soweit, dass sie einen übersäuerten Organismus als Basis für Zellenentartungen – also Krebszellen – sehen. So beziehen ganzheitlich ausgerichtete onkologische Kliniken mittlerweile Entsäuerungsmaßnahmen in ihre Behandlungen ein.

Säurebildende Lebensmittel wie Zucker, Weißmehl, Fleisch, Alkohol, Kaffee und Nikotin werden in der heutigen Zeit in viel zu großen Mengen konsumiert. Weiterhin wirken tagtäglich viele Umweltbelastungen auf uns ein. Diese werden vom Organismus zu Säuren verstoffwechselt mit dem Ergebnis einer Schlackenbildung und Mineralstoffverarmung. Wenn dann noch emotionale Komponenten wie Stress, Hektik,

Ärger und Lärm als Säurebildner hinzukommen, droht der Körper zu übersäuern.

Zivilisationskrankheiten wie Fibromyalgie, Arthrose, Rheuma, Tinnitus bis hin zu zahlreichen Allergien stehen heute im Verdacht, die Folgen einer chronischen Übersäuerung zu sein. Da die Naturheilkunde Krankheiten nach ihrem Ursachenprinzip betrachtet, gehen immer mehr Therapeuten dazu über, die Entsäuerung als Basis jeder erfolgreichen Therapie in Behandlungen zu integrieren.

In der Umwelt neutralisiert und remineralisiert man übersäuerte Böden mit der Zufuhr von basischem Kalk, um wieder ein ausgeglichenes Säure-Basen-Gleichgewicht herzustellen. Genauso verhält es sich mit dem menschlichen Organismus, den man mit Mineralstoffen, basischer Ernährung und Entsäuerung wieder in ein gesundes Gleichgewicht bewegen kann.

Sehr hilfreich sind basische Voll- und Fußbäder und Wickel, denn nach dem Gesetz der Osmose werden im Körper befindliche Säuren durch den Konzentrationsausgleich über die Haut ausgeleitet.

Die basische Ernährung besteht aus Gemüse und Obst und täglich 2-3 Litern Kräutertee und kohlesäurefreiem Trinkwasser. Idealerweise trinken Sie basisches Wasser, das Sie anhand eines speziellen Wassergerätes zu Hause ganz leicht selbst herstellen können. Dieses Trinkwasser können Sie mit sehr hohen basischen Werten produzieren und auf diesem Wege einen wertvollen Beitrag für Ihren Säure-Basen-Haushalt leisten. Sie werden schnell merken, dass sich ein entsäuerter Körper mit mehr Vitalität „bedankt". Fibromyalgie-Patienten berichten auch häufig von einer spürbaren Schmerzlinderung.

Wer mit Schwermetallen belastet ist (und das sind sehr viele Fibromyalgie-Betroffene), hat zwangsläufig auch einen gestörten Säure-Basen-Haushalt. Die damit verbundene Übersäuerung des Bindegewebes führt zu einer Verschlackung, die sich nicht nur extrazellulär entwickelt, sondern häufig auch als zelluläre Azidose auftritt.

Einige Therapeuten sehen allein in dieser Übersäuerung die Entstehung der Druckschmerzen im Bereich der ,Tender Points' begründet und erzielen durch intensive Entsäuerung und Ernährungsumstellung deutliche Verbesserungen. Da die Basenpufferreserven bei Fibromyalgie-Patienten häufig erschöpft sind, ist die Verabreichung von Basen-infusionen oftmals sinnvoll.

Fibromyalgie - eine Umwelterkrankung

Die bisher in diesem Buch aufgeführten Darstellungen der Fibromyalgie beziehen sich weitgehend auf die allgemein gültigen und in der Regel schulmedizinisch anerkannten Aspekte. Doch bezieht man in die Gesamtdarstellung der Fibromyalgie auch die Meinungen und Erfahrungen der Umweltmedizinexperten ein, zeigt sich oft ein ganz anderes Bild der Erkrankung und eröffnet vielen Betroffenen ganz neue und vielversprechende Perspektiven. Die Behandlungserfolge der Umweltmedizin sind hier nicht von der Hand zu weisen, <u>denn wenn die umweltbedingten Auslöser identifiziert und beseitigt werden, kommt es bei vielen Patienten zu beeindruckenden Gesundheitsverbesserungen.</u>

Spätestens dann, wenn sich eine Fibromyalgie als sehr therapieresistent erweist, <u>sollte der umweltmedizinische Aspekt unbedingt einbezogen werden.</u> Allerdings gibt es auch vorher schon reichlich Hinweise darauf, ob Umweltschadstoffe eine Rolle bei der Erkrankung spielen können, sodass es verlorene Zeit wäre, zunächst andere Therapien heranzuziehen, und erst abzuwarten, ob sie anschlagen.

Wenn beispielsweise ein Patient Amalgamträger ist oder andere Zahnmetalle im Mund hat, dann gehört die Abklärung einer möglichen Belastung mit Quecksilber und weiteren Schadstoffen dringend in das gesamte Diagnostikspektrum. Genauso ist diese Diagnostik anzuraten, wenn das Arbeits- oder Wohnumfeld auf die Belastung mit Schadstoffen vermuten lässt. Wohnt der Patient an einer stark befahrenen Straße, in der Nähe eines Gewerbegebietes, einer Tankstelle oder Krematoriums, um nur einige Beispiele zu nennen?

Umwelterkrankungen sind anerkannte schwere organische Krankheiten, die durch die Weltgesundheitsorganisation (WHO) mit einem ICD-10-Code klassifiziert wurden. Zu den mittlerweile bekannten Umwelterkrankungen gehören MCS (Multiple Chemische Sensibilität), CFS (Chronisches Müdigkeitssyndrom) und das Sick Building Syndrom. Dass auch die Fibromyalgie durch Umweltschadstoffe bedingt sein kann, ist hingegen noch relativ unbekannt. Bei den meisten Personen dieser Patientengruppen ist die chronische Müdigkeit und Erschöpfung als auffallendes gemeinsames Leitsymptom anzutreffen.

Bei umwelterkrankten Personen ist der Körper nicht in der Lage, die durch Nahrungsmittel, Luft, Autoabgase, Wohngifte etc. aufgenommenen Schadstoffe zu neutralisieren und auszuscheiden. Sehr häufig ist dies darauf zurückzuführen, dass eine eingeschränkte Funktion der Entgiftungsenzyme der ersten oder zweiten Detoxphase vorliegt.

Diese Entgiftungsstörung wird häufig als genetisch bedingt gesehen. Auch die erblich bedingte Stoffwechselstörung *Pyrrolurie* (auch als Kryptopyrrolurie oder HPU bezeichnet) führt zu einer unzureichenden genetisch verursachten Entgiftungsschwäche.

Umweltmediziner gehen davon aus, dass etwa 90 % der Umweltpatienten diese Stoffwechselstörung aufweisen und dies die Grundlage für die Entstehung der Umwelterkrankungen sein kann. Da auch die Pyrrolurie zu den eher unbekannten Themen in den klassischen Medizinerkreisen zählt, wird auch sie meistens erst im Erwachsenenalter diagnostiziert, wenn überhaupt. Dabei gilt bei dieser Störung: je frühzeitiger sie festgestellt wird, desto besser sind die Erfolgsaussichten auf Symptomverbesserung. Die Diagnose erfolgt durch einen einfachen Urintest, und die Therapie besteht aus der Einnahme von hochdosiertem B6 und Zink, möglichst auch Mangan. Denn der Körper dieser Patienten ist nicht in der Lage, diesen durch die Stoffwechselstörung bedingten Mangel durch die Nahrung zu kompensieren.

Als Folge der Entgiftungsschwäche verbleiben die Schadstoffe im Körper und lagern sich im Binde- und Fettgewebe, in der Leber, den Nieren und im Nervensystem ab.

Besonders häufig sind bei entgiftungsschwachen Patienten Quecksilberablagerungen festzustellen, die meistens in Zusammenhang mit Amalgamfüllungen stehen. Aber auch Schadstoffe wie Palladium (Zahnersatz, Autoabgase), Blei (Gemüse, Trinkwasser), Cadmium (Nüsse), Nickel, Gold sowie Herbizide und Pestizide können Menschen, die nur unzureichend mit Entgiftungsenzymen ausgestattet sind, ohne eine entsprechende Therapie nicht umfänglich aus dem Körper ausleiten. Viele Betroffene leiden unter kombinierten Schadstoffeinflüssen, die sich gegenseitig potenzieren. So sind Kombinationen aus mehreren Metallen (z. B. Quecksilber plus Palladium und Blei) keine Seltenheit. Als Folge entsteht eine erhöhte Produktion von Freien Radikalen und Redoxverschiebungen. Die Schwermetalle führen schließlich zu einer extremen Schwächung des Immunsystems und einer gravierenden Störung der Darmflora, die meistens mit dem Leaky Gut Syndrom und einer Candida-Infektion einhergeht. Durch die Darmfloraschädigung kommt es zu einer Resorptionsstörung von Vitaminen, Mineralien und Aminosäuren.

Bei Fibromyalgie wird häufig Quecksilber als eine der Hauptquellen der belastenden Schadstoffe ausgemacht. Man vermutet, dass sich Quecksilber in Muskelgewebsschichten, Sehnenansätzen und den Stellen, an denen der Muskel mit Nerven verbunden ist, ablagert.

Schwermetallbelastungen treten oft in Kombination mit chronischen Infekten auf, wie z.B. Herpesviren, Borrelien und Epstein-Barr-Viren. Außerdem geht eine Schwermetallbelastung immer auch mit einer chronischen Candida-Infektion einher, da der Organismus diesen lästigen Hefepilz einsetzt, um den Körper vor anderen Schwermetallschädigungen zu schützen.

Einer der weltweit bekanntesten „Amalgamtherapeuten" – Dr. Klinghardt – konnte durch eine intensive Quecksilberentgiftung alle von ihm betreuten Fibromyalgie-Patienten (seinerzeit über 1.000) innerhalb von nur 4 Monaten vollständig heilen. Und was sind schon 4 Monate im Vergleich zu vielen Jahren Leidensweg, den viele Fibromyalgie-Patienten bereits hinter sich haben?

Die Vielzahl der umweltbedingten Symptome macht die Diagnose nicht gerade leicht, doch gibt es mittlerweile sehr erfahrene Mediziner, die bei einer Diagnostik immer auch den Aspekt von möglichen Schadstoffbelastungen berücksichtigen. Da schon durch einen einzigen Giftstoff über 100 verschiedene Beschwerden auftreten können und diese sich sehr unspezifisch äußern, sind viele Ärzte allerdings schnell irritiert und Fehldiagnosen fast vorprogrammiert.

Die Belastung vieler Menschen mit krankmachenden Umweltgiften nimmt seit etwa 20 Jahren immer größere Ausmaße an. Dabei wird seitens der Politiker, Ärzte und Juristen die Thematik am liebsten noch immer bagatellisiert oder psychiatrisiert. Folgen dieser Unkenntnis sind falsche Diagnosen mit unpassenden Therapien und chronisch erkrankten Menschen, <u>denen mit einer Entgiftung ein sehr effektiver Weg zu mehr Gesundheit verholfen werden könnte.</u>

Was ist Multiple Chemische Sensibilität (MCS)?

Unter umweltmedizinischen Aspekten betrachtet, beinhalten die umfassenden Diagnosemethoden auch eine Abklärung einer möglichen *Multiplen Chemischen Sensibilität (MCS)*. MCS geht häufig mit einer Fibromyalgie einher, allerdings wird dieser Zusammenhang nur berücksichtigt, wenn die umweltmedizinische Herangehensweise stattfindet.

Obwohl immer mehr Menschen an MCS erkranken, ist dieses Krankheitsbild noch sehr unbekannt, und wird ähnlich wie die Fibromyalgie vorschnell psychiatrisiert. Und dies, obwohl MCS ganz eindeutig keine psychisch bedingte Erkrankung ist.

Umweltmediziner sehen als Ursache der MCS, Fibromyalgie und dem chronischen Müdigkeitssyndrom (CFS) Umweltbelastungen, die der Körper nicht aus eigener Kraft ausleiten kann. Es kommt immer wieder zu erstaunlichen gesundheitlichen Verbesserungen, wenn durch Umweltschadstoffe belastete Menschen erfolgreich entgiftet werden. MCS ist eine schwere organische Erkrankung, die durch eine erhebliche Leistungsminderung gekennzeichnet ist. Die Beschwerden treten als organisch bedingte Überempfindlichkeit gegenüber Umweltsubstanzen auf, die der Körper vor Beginn der Erkrankung vertragen hat. Die auftretenden Symptome sind durch keine bekannte körperliche oder psychische Störung erklärbar, sondern werden lt. Umweltmedizinern eindeutig durch Umweltgifte ausgelöst. Derartige Umweltschadstoffe bestehen aus Schwermetallen wie beispielsweise Quecksilber, Palladium, Chrom, Nickel, Zinn, Blei und Cadmium, aber auch aus Pestiziden, Herbiziden, Wohngiften wie Holzschutzmitteln, Teppichklebern, Baumaterialien, Schimmelpilzen und vielen mehr. Im Umgang mit Chemikalien tritt MCS gehäuft auf. Durch die vielfältigen Symptome wird die Lebensqualität der Betroffenen sehr stark eingeschränkt. Oft führen bereits alltägliche Belastungen mit unverträglichen Stoffen zu schwerwiegenden Symptomen. Dabei kann bereits das Parfüm oder Rasierwasser einer gegenüberstehenden Person Atemnot, Depressionen oder andere Beschwerden auslösen. Gleiches passiert auch bei Desinfektionsmitteln in Arztpraxen und öffentlichen Gebäuden, bei Abgasen, beim Verzehr schadstoffbelasteter Lebensmittel, bei Schimmelpilzen in der Luft und vielem mehr.

Für gesunde Menschen stellen diese Belastungen oftmals kein Problem dar, aber für MCS-Patienten bedeuten sie eine dramatische Einschränkung ihrer Lebensqualität und einen täglichen Kampf ums Vermeiden unverträglicher Umweltsubstanzen. Bei einer stark ausgeprägten MCS ist jeder Tag ein Kampf ums Überleben.

In den USA ist MCS schon in den 1980-er Jahren intensiv erforscht worden. Mehrfach wurden dort universitäre Studien durchgeführt, u. a. auch die sogenannte Golfkriegs-Veteranen-Studie. Denn es ist bekannt, dass während des Golfkriegs zahlreiche Soldaten an MCS erkrankten. In Deutschland werden die Erfahrungen und Erkenntnisse, die auf amerikanischer Seite vorliegen, nicht berücksichtigt. Dies führt zu einer erschwerten Akzeptanz und Therapie dieser Erkrankung. Die Behandlung der MCS entspricht im Wesentlichen den Therapievorschlägen, die im Kapitel „Therapie aus umweltmedizinischer Sicht" aufgeführt sind. In Kürze bedeutet das: Vermeidung, Entfernung und Ausleitung der schädigenden Umwelteinflüsse.

Eine oft übersehene Verbindung
Pyrrolurie und Fibromyalgie

Bei der sogenannten *Pyrrolurie*, die auch als *Kryptopyrrolurie, HPU* und *Malvaria* bezeichnet wird, handelt es sich um eine enzymatische Störung im Hämoglobin-Stoffwechsel, die genetisch bedingt ist und familiär gehäuft auftritt. Inzwischen gibt es aber auch die Vermutung, dass sie im Laufe des Lebens erworben werden kann, wenn bestimmte

Auslöser vorliegen. Wenn man von Expertenmeinungen ausgeht, die besagen, dass ca. 10 % der Bevölkerung von einer Pyrrolurie betroffen sind, ist es verwunderlich, dass diese Stoffwechselstörung noch immer dermaßen unbekannt ist. Somit ist davon auszugehen, dass ein Großteil der betroffenen Personen nichts von ihrer Pyrrolurie weiß.

Hinzukommt, dass viele Menschen mit der Veranlagung für die Entstehung einer Pyrrolurie ohne auffallende Beeinträchtigungen leben. Dieser Zustand dauert so lange an, bis ein auslösendes Momentum in Erscheinung tritt. Meistens ist es übermäßiger Stress, der als Initialzündung fungiert. So lange Stressfaktoren kompensiert werden können, kann unter ruhigeren Lebensumständen die Störung des Hämoglobin-Stoffwechsels weitestgehend aufgefangen werden, sodass die Pyrrolurie nicht in Erscheinung tritt.

Die Hauptproblematik der Pyrrolurie-Patienten besteht darin, dass sie über den Urin Pyrrole ausscheiden, und infolgedessen dem Körper hohe Mengen Zink, B6 und Mangan entzogen werden, die durch die Ernährung nicht ausreichend aufgefüllt werden kann. Als Folge entwickelt sich ein schwerwiegender chronischer Mangel dieser wichtigen Nährstoffe, der fatale Auswirkungen mit sich bringen kann. Je länger diese nicht in ausreichender Menge zur Verfügung stehen, umso deutlicher zeigt sich dies im Laufe der Zeit durch zahlreiche Störungen im Stoffwechsel und bei enzymbedingten Abläufen. Immerhin sind sie lebensnotwendige Co-Faktoren für über 200 Enzyme.

Die körperlichen Auswirkungen sind vielfältig und spielen nicht selten bei unterschiedlichsten chronischen Erkrankungen eine Rolle bzw. werden diesen falsch zugeordnet, obwohl sie ursächlich durch die Pyrrolurie entstehen. Diese zeigen sich unter anderem durch Gedächtnisstörungen, chronische Müdigkeit, neurologische Symptome, Nahrungsmittelintoleranzen bis hin zu ADHS. Typisch für eine Pyrrolurie sind außerdem eine fehlende Traumerinnerung sowie Nachlassen des Namensgedächtnisses und der Handschrift.

Eigentlich lässt sich einer Pyrrolurie sehr einfach und kostengünstig begegnen, indem dem Patienten die fehlenden Nährstoffe in Form von Nahrungsergänzungsmitteln lebenslänglich verabreicht werden.

Inzwischen gibt es speziell auf die Pyrrolurie zugeschnittene Kombi-Präparate, die die entsprechenden Defizite abdecken. Alternativ kann man die fehlenden Nährstoffe auch als Einzelsubstanzen verabreichen, hier favorisieren einige Therapeuten Präparate, die die aktive Form von Vitamin B6 enthalten, was als *Pyridoxal-5-phosphat* bezeichnet wird.

Ein sehr interessanter Aspekt, der auch für einige Fibromyalgie-Patienten von Bedeutung sein kann, ist ein Zusammenhang, auf den bereits vor einigen Jahren der bekannte Pyrrolurie- bzw. HPU-Forscher Dr. J. Kamsteeg vom Klinisch Ökologischen Allergiezentrum (KEAC) in den Niederlanden in seinem Buch „HPU und dann…?" hinwies: *„Das Pfeiffersche Drüsenfieber kann jemand mit einer Neigung zu HPU den Rest geben. Manche Menschen brechen völlig zusammen, und dann ist es ein weiter Weg zur Wiederherstellung."*

Die Tatsache, dass auffallend viele Fibromyalgie-Patienten eine Virus-Infektion, und hier insbesondere eine EBV-Infektion aufweisen, die als Auslöser für das Pfeiffersche Drüsenfieber wirkt, könnte also auch eine Verbindung von Fibromyalgie und Pyrrolurie nahelegen.

Auch im Hinblick auf die umweltmedizinischen Aspekte ist die Pyrrolurie von Bedeutung, weil diese bei den Patienten zu einer unzureichenden Entgiftungskapazität führt. Bisherige Erkenntnisse gehen davon aus, dass Personen mit Pyrrolurie einen Defekt des Entgiftungsenzyms P450 aufweisen.

Dieses spielt im Entgiftungsstoffwechsel eine zentrale Rolle, sodass durch diese genetische Disposition die betroffenen Personen nicht in der Lage sind, die im Körper aufgenommenen Schadstoffe selbständig wieder auszuleiten. Hat man dann noch das Unglück, dass man mit übermäßig großen Mengen Schadstoffen in Kontakt kommt, wie beispielsweise durch Quecksilber in Amalgamfüllungen oder Blei durch bleihaltige Wasserleitungen, dann nimmt das Übel seinen Lauf.

Wenn der Verdacht besteht, dass die Pyrrolurie relevant sein könnte, sollte ein entsprechender Urintest durchgeführt werden. Dieser ist in darauf spezialisierten Laboren erhältlich. Die Kosten in Höhe von ca. 30,- € werden von den Krankenkassen nicht übernommen, aber unter Anbetracht der Tatsache, dass hierdurch ein wichtiger Schlüssel zu mehr Gesundheit aufgedeckt werden kann, ist es sicher eine sinnvolle Investition.

Fibromyalgie und Nahrungsmittelintoleranzen

Unverträgliche Nahrungsmittel sind sehr oft die Ursache für ungeklärte, langjährige Gesundheitsstörungen. Experten gehen mittlerweile davon aus, dass mindestens 40 % der Bevölkerung von Nahrungsmittelintoleranzen betroffen sind. (*Quelle: British Allergy Foundation*). In den USA wird die Diagnostik von Nahrungsmittelallergien und – intoleranzen bereits seit den 1960-er Jahren intensiv betrieben. Dort geht man aufgrund der langjährigen Erfahrungen davon aus, dass sogar 50 % der Bevölkerung mit Intoleranzen und Allergien auf Lebensmittel reagieren.

Das Fatale ist, dass es zumindest in Deutschland nur die wenigsten Betroffenen wissen und oft viele Jahre unter unerklärlichen Beschwerden leiden, für die einfach keine Ursache zu finden ist. Jahrelange Ärzteodysseen sind dabei keine Seltenheit. So hat die bekannte Ernährungsberaterin und Autorin des Buches „Wenn du ja sagen willst, aber dein Körper nein sagt", Liz Tucker, festgestellt, dass einer der relevantesten Hinweise auf eine Nahrungsmittelintoleranz ein chronischer Zustand sein kann, der behandlungsresistent zu sein scheint.

Gerade der nicht mehr übersehbare Anstieg der chronischen Erkrankungen bedarf mehr Ursachen- als Symptomforschung. Meistens werden die Symptome mit verschiedensten Mitteln gelindert, aber meist nur für eine gewisse Zeit, und fast nie gehen sie ganz. Anstatt die Ursache für die Beschwerden zu suchen, wird an den Symptomen herumlaboriert. Dabei könnten gerade Untersuchungen auf Nahrungsmittelintoleranzen bei vielen Betroffenen eine deutliche Steigerung der Lebensqualität bedeuten. Auch viele Fibromyalgie-Patienten sind von Nahrungsmittelallergien und – intoleranzen betroffen, was in der alltäglichen Praxis allerdings oft nicht bedacht wird. Dabei bedeutet gerade die Diagnose und entsprechende Berücksichtigung der Nahrungsmittelunverträglichkeiten für viele Fibromyalgie-Patienten einen ganz wesentlichen Schlüssel zum Behandlungserfolg.

Denn werden unverträgliche Lebensmittel identifiziert und über einen längeren Zeitraum gemieden, führt dies zu einer großen Entlastung des Immunsystems und des Verdauungstraktes, hier insbesondere des Darms. Isst man jedoch trotz einer Intoleranz oder Allergie die unverträglichen Lebensmittel, so macht sich das durch sehr vielfältige Beschwerden bemerkbar. Und diese werden so lange weiterbestehen, wie diese Lebensmittel verzehrt werden.

Nahrungsmittelintoleranzen stehen im Verdacht, mit über 100 Symptomen in Verbindung zu stehen. Diese können jeden Bereich des Körpers betreffen und ganz unterschiedliche Beschwerden verursachen.

Während sich die Unverträglichkeit bei dem einen Patienten durch Bauchschmerzen, Durchfall, Reizdarm oder Blähungen bemerkbar machen, bekommt der andere Betroffene Migräne, Müdigkeitsattacken, Schwindel oder Hautausschläge. Da jeder Körper anders auf unverträgliche Nahrungsmittel reagiert, kommt es darüber hinaus auch noch zu vielen anderen Symptomen, die häufig auf den ersten Blick nicht mit den Intoleranzen in Zusammenhang zu stehen scheinen.

Diese Vielfalt der auftretenden Symptome macht die Diagnose oft so schwierig. Zwar ist die Laktoseintoleranz mittlerweile in vielen Praxen angekommen, und wird bei verdächtigen Symptomen untersucht, aber die weitaus weniger bekannten Nahrungsmittelintoleranzen bleiben dabei oft unentdeckt. Denn vielen Therapeuten ist weder das Vorhandensein dieser Intoleranzen bekannt, noch die jeweils erforderlichen Diagnostikverfahren.

Konkret geht es neben der Laktoseintoleranz um die Histamin-, Fructose- und Glutenintoleranz. Wer beispielsweise viel Obst isst und nach dem Essen immer körperliche Reaktionen verspürt, könnte von einer Fructoseintoleranz betroffen sein. Da Fructose mittlerweile als Zusatzstoff in vielen Fertiggerichten verwendet wird, in Süßigkeiten vorhanden ist und von Natur aus auch in den meisten Gemüsesorten vorkommt, müssen viele dieser Lebensmittel häufig gemieden werden, um eine Symptomfreiheit zu erreichen.

Das Auftreten von Symptomen ist meistens auch mengenabhängig und individuell sehr unterschiedlich. Bei einer Person kann schon ein

Stückchen Schokolade zu Beschwerden führen, bei einem anderen Betroffenen hingegen reagiert der Körper erst nach dem Verzehr von zwei Riegeln.

Während der Eine von einer Histaminintoleranz betroffen ist, verträgt der andere keine fructosehaltigen Lebensmittel. Erfahrungen zeigen, dass immer mehr Patienten inzwischen nicht mehr nur von einer der oben genannten Intoleranzen betroffen sind, sondern dass sich häufig mindestens noch eine weitere hinzugesellt. So sind Kombinationen von einer Histamin- und Fructoseintoleranz keine Seltenheit. Erschreckend ist, dass es immer mehr Patienten gibt, die sogar von drei oder vier dieser Intoleranzen betroffen sind. Außerdem kommen dann häufig noch Unverträglichkeiten auf einzelne Lebensmittel hinzu.

Das Fatale daran ist, dass der Speiseplan immer kürzer wird, je mehr Intoleranzen sich entwickeln. Werden die unverträglichen Lebensmittel trotz der Intoleranz weiterhin verzehrt, verschlechtert sich in der Regel die gesamte Situation. Waren zuvor eventuell noch mittelgroße Mengen an Fructose verträglich, so besteht die Gefahr, dass sich diese Menge im Laufe der Zeit noch weiter reduziert.

Fibromyalgie und Leaky Gut Syndrom (LGS)

Fibromyalgie wird von diversen Symptomen begleitet, die zusätzlich zu den Schmerzen auftreten. Neben Müdigkeit, Erschöpfung und einigen anderen sind dies insbesondere Verdauungsbeschwerden. Diese äußern sich durch Verstopfung, immer wiederkehrende Durchfälle nach bestimmten Nahrungsmitteln und Reizdarm.

Wie bereits im vorangehenden Kapitel beschrieben, sind Verdauungsstörungen oftmals auf unverträgliche Nahrungsmittel zurückzuführen. Auch eine gestörte Darmflora, bei der zu viele schädliche (insbesondere der Hefepilz Candida) und zu wenige gesundheitsfördernde Darmbakterien vorhanden sind, ist häufig eine Ursache für Verdauungsprobleme. Dieser Zustand geht oft einher mit einer gestörten Darmschleimhaut. Diese befindet sich unterhalb der Darmflora und hat, wie die Darmflora, nicht nur einen wesentlichen Anteil an einer funktionierenden Verdauung, sondern ist auch am Immunsystem beteilig. Im Unterschied zu den Darmbakterien hat die Darmschleimhaut eine unverzichtbare Schutzfunktion, indem die Oberfläche des Darms ummantelt wird und unerwünschte Substanzen wie insbesondere unverdaute Nahrungspartikel somit keinen Zugang in das Körperinnere erhalten, sondern aus dem Körper ausgeleitet werden. Die Darmschleimhaut fungiert dabei wie eine Art Maschennetz und lässt nur die Substanzen in den Blutkreislauf aufnehmen, die für den Organismus wichtig sind.

Ist die Darmschleimhaut aber nicht intakt, dann wird dieser „Maschendrahtzaun" immer durchlässiger und ermöglicht zunehmend größeren Fremdstoffen wie Antigenen, Toxinen und Makromolekülen den Zugang in den Blutkreislauf. Damit ist der durchlässige Darm grundsätzlich ein Absorptionsproblem, denn zu viele Substanzen gelangen in den Organismus, die dort nicht hingehören. Dieser Vorgang wird als „*Leaky Gut Syndrom*" bzw. „*durchlässiger oder leckender Darm*" bezeichnet.

Durch die Löcher in der Darmschleimhaut gelangen auch Allergene ungehindert in den Blutkreislauf und können so generalisierte Allergien und Nahrungsmittelallergien und –unverträglichkeiten auslösen. Eine intakte Darmschleimhaut hingegen nimmt keine Allergene auf, indem das Immunsystem der Darmschleimhaut diese sofort zerstören würde.

Die Folgen aus dieser Durchlässigkeit der Darmschleimhaut sind vielfältig und offensichtlich noch nicht in ihrem ganzen Ausmaß wissenschaftlich erfasst. Man weiß aber, dass es durch die erkrankte Darmschleimhaut zu einer enormen Überlastung des Darms kommt und auch die Leber stark strapaziert wird, weil Toxine und unverträgliche Nahrungsbestandteile den Organismus überfluten.

Chronische Erschöpfungszustände, Abgeschlagenheit und Müdigkeit sind klassische Folgen dieses fatalen Darmdefektes. Auch Schmerzen und Hauterkrankungen stehen inzwischen in Verdacht, in Zusammenhang mit einem Leaky Gut Syndrom (LGS) aufzutreten. Viele Fibromyalgie-Patienten weisen neben einer defekten Darmflora auch eine durchlässige Darmschleimhaut auf. Wird beides therapiert, bessern sich allein schon durch diese Maßnahme einige der bei der Fibromyalgie auftretenden Symptome.

Insofern beziehen inzwischen viele ganzheitlich arbeitende Therapeuten bei der Behandlung der Fibromyalgie auch die Diagnostik der Darmflora und Darmschleimhaut mit ein. Dies lässt hoffen, dass diese Thematik zunehmend im Praxisalltag berücksichtigt wird.

Weitere Informationen lesen Sie in meinem Buch „Leaky Gut – der durchlässige Darm".

Candida – häufiger Begleiter der Fibromyalgie

Ein Thema, das zum Leidwesen vieler Betroffener allzu oft bagatellisiert wird, ist eine Candida-Hefepilz-Infektion. Obwohl auffallend viele Fibromyalgie-Patienten eine derartige Infektion aufweisen, sofern dies in die Diagnostik einbezogen wird, findet dieses Thema im Praxisalltag oftmals nicht statt. Leider vertreten noch immer die meisten schulmedizinisch ausgerichteten Therapeuten die Meinung, dass eine Hefepilz-Infektion eine neue Moderscheinung oder gar ein „Hirngespinst" naturheilkundlich orientierter Therapeuten sei.

Dabei kann gerade die Berücksichtigung und adäquate Behandlung einer Pilzinfektion bei Fibromyalgie-Patienten zu deutlichen Symptomlinderungen führen, sei es in Bezug auf die Schmerzen, Erschöpfung, Depressionen und diverse Verdauungsprobleme. Im Umkehrschluss bedeutet dies, dass eine unbehandelte Candida-Infektion zu einer Verstärkung bereits vorhandener Symptome beitragen oder neue auslösen kann.

Der Candida-Hefepilz hält sich überwiegend im Darm des Menschen auf und ist durch ein spezielles Enzym in der Lage, sich an der Darmschleimhaut anzuheften und den Abwehrmechanismus der Schleimhautbarriere zu durchbrechen. Als Folge kommt es zu einer Beeinträchtigung des Immunsystems, sodass sich die Pilze samt ihrer Toxine in verschiedene Körperbereiche ausweiten können.

Gesunden Menschen mit einem intakten Immunsystem kann das Vorhandensein eines Candida-Hefepilzes im Darm nicht viel anhaben. Ist die körpereigene Abwehr jedoch geschwächt, wie man es häufig bei Fibromyalgie-Patienten vorfindet, dann steht der Ausbreitung des Candidas nicht viel im Weg. Körperliche Beschwerden lassen dann nicht lange auf sich warten und äußern sich unter anderem durch Gelenkprobleme, Schmerzen in verschiedenen Körperbereichen, Müdigkeit, Abgeschlagenheit, Erschöpfung, Hautekzeme, Verdauungsprobleme, Darmkoliken, Durchfälle und Blähungen. Auch Krankheitsbilder wie Depressionen, Allergien, Arthrose, Neurodermitis, Asthma und diverse weitere können hieraus resultieren.

Zwar sind Hefepilze nicht an allen Krankheiten ursächlich beteiligt, aber sie spielen häufig hinein und wirken sich ungünstig auf den weiteren Krankheitsverlauf aus. Auch wenn diverse Behandlungsversuche scheitern, kann ursächlich eine Pilzinfektion beteiligt sein.

Je mehr der Candida Überhand nimmt und in die Blutbahn gerät, von wo aus er weitere innere Organe befallen kann, ergibt sich ein umso diffuseres Erkrankungsbild. Die hiermit einhergehenden Symptome lassen auf den ersten Blick nicht auf eine Pilzinfektion schließen, die ihren Ursprung im Darm genommen hat.

Wer denkt schon daran, dass ein hartnäckiger Nagelpilz, Scheidenpilz oder Kopfpilz mit einer Candida-Infektion des Darms in Verbindung steht? Genauso wenig denkt man bei Schmerzen, die mitunter den ganzen Körper betreffen können, sowie bei einer starken Abgeschlagenheit und Erschöpfung an eine Pilzinfektion als einen möglichen Auslöser. Bei ständigen Verdauungsproblemen wäre es weitaus naheliegender, den Candida als Ursache zu verdächtigen, dennoch wird dieser Zusammenhang allzu oft nicht hinterfragt.

Dabei sind doch gerade die Schmerzen, starke Erschöpfung und häufige Verdauungsprobleme bei der Fibromyalgie sehr vordergründige Symptome. Nicht immer ist eine Candida-Infektion hier tatsächlich als Ursache auszumachen, aber eine entsprechende Untersuchung, ob eine Candida-Infektion vorhanden ist, sollte bei einer umfassenden Fibromyalgie-Diagnostik nicht fehlen.

Der Verdacht, ob eine Infektion vorhanden ist, lässt sich oftmals schon durch eine genaue Beobachtung des Körpers erstellen. Besonders trifft dies zu, wenn nach einer sehr zuckerhaltigen und/oder kohlenhydratreichen Mahlzeit eine auffallend starke Müdigkeit auftritt.

Eine derartige Müdigkeit ist so stark ausgeprägt, dass man sich wie „zerschlagen" fühlt. Man kann sich nur mit allergrößter Anstrengung zu irgendwelchen Erledigungen aufraffen, oft genug bleibt einem keine andere Möglichkeit, als sich nach dem Essen auf die Couch zu begeben und so lange zu schlafen, bis der Körper sich von dieser Attacke erholt hat.

Doch schon nach der nächsten Mahlzeit beginnt alles von vorn. Kaum hat man seinen Teller leergegessen, befindet man sich schon wieder in der Horizontalen.

Wenn man es dennoch schafft, auf eine Schlafpause zu verzichten, ist die Zeit im Sitzen allerdings nicht wesentlich produktiver. Denn der Nebel im Kopf und die Unfähigkeit, sich zu konzentrieren, machen es unmöglich, überhaupt die einfachsten Dinge zu erledigen. Man will und kann nicht.

Dieser extreme Erschöpfungszustand nach zuckerhaltigen Mahlzeiten wird darauf zurückgeführt, dass sich die Pilze hierdurch nicht nur ernähren, sondern dass sie sich geradezu explosionsartig vermehren. Der Körper wird in dieser Situation mit Mykotoxinen regelrecht überflutet, was ihn völlig überfordert und sich durch die Erschöpfung äußert.

Dies hängt damit zusammen, dass sich Candida-Pilze hauptsächlich von diesen Nahrungsmitteln ernähren. Sie gieren regelrecht nach derartigen Mahlzeiten, denn diese dienen als unverzichtbare Lebensgrundlage. Anti-Pilz-Diäten enthalten aus gutem Grund nur wenige Kohlenhydrate und vermeiden Zucker komplett. Bei einigen Betroffenen ist sogar ein rigoroser Verzicht auf Kohlenhydrate erforderlich, um den Pilz erfolgreich beseitigen zu können.

Die Müdigkeit wird bei einer Candida-Infektion auch durch einen Zink- und Eisenmangel mit verursacht. Da die Pilze diese Mineralien für ihren eigenen Stoffwechsel benötigen, zeigen die betroffenen Patienten oft einen Zink- und Eisenmangel. Die hieraus entstehenden Symptome sind neben der Müdigkeit Hautprobleme, Haarausfall und brüchige Fingernägel. Viele Tausend Menschen mit unterschiedlichsten Krankheiten sind von einer Candida-Infektion betroffen, ohne es zu wissen. Dabei könnte vielen von ihnen zu mehr Gesundheit verholfen werden, wenn der Candida-Befall diagnostiziert und erfolgreich beseitig würde.

Es ist immer wieder erstaunlich, wie schnell sich pilzinduzierte Symptome deutlich und schnell verbessern, wenn der Candida erfolgreich therapiert wird.

Umgekehrt heißt dies, dass die beste Therapie nicht greifen wird, wenn sie am Thema vorbei läuft. Das bedeutet, dass sich Symptome, die durch den Candida ausgelöst werden, solange nicht verbessern, bis eine erfolgreiche Pilzbehandlung stattfindet. Bleibt die Behandlung aus, können sich bestehende Symptome weiter verschlechtern und neue hinzukommen.

Eine Pilz-Infektion geht in der Regel mit einer *Darmdysbiose* einher. Das bedeutet, dass die ungesunden Darmbakterien Überhand genommen haben und zu wenige gesunde und damit nützliche Darmbakterien vorhanden sind. Ein gestörtes Darmmilieu wirkt sich auf vielschichtige Weise negativ auf die Gesundheit aus. Viele mit der Nahrung aufgenommene Nährstoffe können nicht ausreichend resorbiert werden, sodass im Laufe der Zeit ein Mangel an Vitaminen, Mineralien und Spurenelementen entsteht.

Je stärker die Darmdysbiose ausgeprägt ist, umso mehr steigt das Risiko, dass sich Nahrungsmittelintoleranzen entwickeln. Diese stehen sehr oft in Zusammenhang mit einer Hefepilz-Infektion, aber auch mit einer durchlässigen Darmschleimhaut, also dem Leaky Gut Syndrom.

Um all diese Herausforderungen erfolgreich angehen zu können, ist es häufig unverzichtbar, eine umfangreiche Darmsanierung durchzuführen, die die Beseitigung der Darmdysbiose, der Candida-Infektion und des Leaky Gut beinhaltet.

Liegt allerdings eine Schwermetallbelastung vor, dann kann eine erfolgreiche Darmsanierung nur dann erreicht werden, wenn eine professionelle Ausleitung der Schadstoffe durchgeführt wird.

So lange Schwermetalle im Körper vorhanden sind, ist es sonst unmöglich, den Candida dauerhaft zu beseitigen, ein Aspekt, der allzu oft nicht bedacht wird. Gelingt es schließlich, den Candida in seine Schranken zu weisen, verbessern sich viele Symptome häufig in erstaunlich kurzer Zeit. Schon nach wenigen Tagen nimmt die Kraft zu, die bleierne Müdigkeit lässt nach, und der Heißhunger auf Süßigkeiten verschwindet. Auch hinsichtlich der Schmerzen zeigt dich oft eine spürbare Verbesserung. Weitere Informationen lesen Sie in meinem Buch „Neue Energie ohne Candida".

Hypoglykämie und Fibromyalgie

Umgangssprachlich ist eine *Hypoglykämie* als *Unterzuckerung* bekannt, genau genommen versteht man hierunter einen zu niedrigen Blutzuckerspiegel. Schätzungen gehen davon aus, dass ungefähr jede 3. Frau, die an Fibromyalgie erkrankt ist, von einer Hypoglykämie betroffen ist, bei Männern ist diese Verbindung bei 90 % der Fibromyalgie-Erkrankten nicht vorhanden. Gerade Personen mit Gewichtsproblemen weisen häufig derartige Störungen des Blutzuckerspiegels auf.

Wenn von Hypoglykämie gesprochen wird, geschieht dies in der Regel in Zusammenhang mit Diabetes. Dass es auch bei Nicht-Diabetikern zu Unterzuckerungen kommen kann, und dies häufig in Verbindung mit der Fibromyalgie, wird zum Leidwesen der Betroffenen in der Praxis allzu oft nicht berücksichtigt. Überhaupt wird das Vorhandensein von Hypoglykämie bei Nicht-Diabetikern in Deutschland bisweilen sträflich vernachlässigt. In englischsprachigen Ländern existiert hierzu eine ganz andere Akzeptanz.

Grundsätzlich besteht die Basis einer Hypoglykämie in einer beeinträchtigten Funktion der Bauchspeicheldrüse, in deren Folge die Insulinproduktion gestört ist. Mithilfe des Insulins wird der Blutzuckerspiegel bei gesunden Menschen innerhalb enger Grenzen gehalten. Bei Entgleisungen jedoch werden die jeweiligen Grenzen unter- oder überschritten. Die Regulation eines funktionierenden Blutzuckerspiegels ist ein komplexer Vorgang und von vielen Komponenten abhängig. Einen wesentlichen Einfluss hat die Ernährungsweise. Nahrung, die wir konsumieren, wird in Glukose zerlegt und steht dem Körper als Brennstoff zur Verfügung. Damit die Glukose aus dem Blut in die Zellen eintreten kann, wird ein Türöffner in Form von Insulin benötigt. Dieses wird in der Bauchspeicheldrüse (Pankreas) produziert. Enthält die Nahrung große Glukosemengen, führt dies zu einem abrupten

Anstieg des Blutzuckerspiegels, der allerdings genauso schnell wieder absackt wie er angestiegen ist. Das Absinken zeigt sich durch verschiedene körperliche Auffälligkeiten, insbesondere sind dies plötzliche extreme Müdigkeit und Schläfrigkeit.

Durch dieses rapide Abstürzen des Zuckerwerts sieht sich der Körper in der Zwangslage, mithilfe des Ausschüttens von Glykogen aus der Leber entgegenzuwirken, um den Blutzuckerspiegel wieder nach oben zu bringen.

Kommt es durch das zu starke Absinken des Blutzuckerspiegels zur Unterzuckerung, scheiden die Nebennieren vermehrt Adrenalin und Cortisol aus, um einen Anstieg zu bewirken. Hier arbeitet das Cortisol zusammen mit dem Insulin, das die Bauchspeicheldrüse produziert, und sorgt für eine Normalisierung des Blutzuckerspiegels.

Je öfter sich die Blutzuckerschwankungen im Laufe des Tages wiederholen, desto erschöpfter und ausgelaugter fühlt man sich am Abend. So ist es gar nicht immer die vermeintlich viele Arbeit, die einem das Gefühl gibt, nach einem anstrengenden Tag keine Kraft mehr zu haben. Die Ursache liegt in diesen Fällen vielmehr in den stetigen Schwankungen des Blutzuckerspiegels. Werden diese entsprechend behandelt, und ernährt man sich mit Nahrungsmitteln mit einem niedrig glykämischen Index, so kommt es häufig zu deutlichen Verbesserungen der Symptome.

In Zusammenhang mit der Glykämie ist auch eine Candida-Infektion von Bedeutung. Bekannterweise ernährt sich der Candida-Hefepilz hauptsächlich von Kohlenhydraten, was bei den betroffen Patienten mehrmals täglich zu Heißhungerattacken auf Kohlenhydrate führt und die starken Blutzuckerschwankungen anheizt.

Hinzukommt, dass die vom Candida abgesonderten Toxine möglicherweise zu Fehlregulationen der Bauchspeicheldrüse führen, sodass die Unterzuckerungsproblematik verschärft wird. Dieser Zusammenhang wird in der Wissenschaft bislang noch sehr vernachlässigt, allerdings bestehen die Behandlung einer Candida-Infektion und eine verbesserte Regulierung des Blutzuckers letztendlich aus einer sehr ähnlichen Ernährungsweise. So wird bei beiden Situationen eine Reduzierung von Kohlenhydraten empfohlen, insbesondere die mit einem hohen glykämischen Index, also Zucker.

Ob zusätzlich zur Fibromyalgie auch eine Hypoglykämie vorliegt, ist besonders bei der *Guaifenesin-Therapie* von Bedeutung. Bevor diese Behandlung begonnen wird, sollte man eine mögliche Hypoglykämie abklären.

Fibromyalgie – nicht alles ist psychosomatisch

Wer kennt das nicht: als Fibromyalgie-Patient hat man eine jahrelange Odyssee von Arzt zu Arzt hinter sich, dennoch wurden die Schmerzen immer unerträglicher, die Müdigkeit im Laufe der Zeit zu einem Martyrium, und schlaflose Nächte gehörten irgendwann zur Normalität. Ein Arzt nach dem anderen bemühte seine komplizierten Apparate vergeblich, denn egal was untersucht wurde, das Ergebnis endete fast immer im Nichts.

Das Einzige, was übrig blieb, waren am Ende die Behauptungen, man sei organisch gesund und somit sei alles wohl psychisch bedingt. Und wenn`s noch übler lief, dann wurde man als Hypochonder abgestempelt. Verständlich, dass man sich nicht ernst genommen fühlt, denn schließlich weiß man selbst am besten, dass man sich die Schmerzen wahrhaftig nicht einbildet, ebenso wenig die anderen Symptome, die einem das alltägliche Leben zunehmend zur Hölle machen.

Umso ärgerlicher sind dann die typischen Vermerke in den Krankenakten vieler Fibromyalgie-Patienten wie *„psychosomatische Erkrankung unklarer Genese"*. Wer eine langjährige verzweifelte Ärzteodyssee hinter sich hat, der weiß längst, dass sich hinter diesem sperrigen Begriff allzu oft nichts anderes als eine Art Verzweiflungsdiagnose verbirgt. Besonders häufig trifft man derartige Vermerke in der Phase an, in der die Symptome schon stark ausgeprägt sind, organisch aber keine Befunde vorliegen.

Natürlich sollte man bei aller Enttäuschung, die in diesen Momenten aufkommt, nicht vergessen, dass bei Fibromyalgie-Patienten durchaus psychische Ungewöhnlichkeiten anzutreffen sind. Aber ist dies verwunderlich, wenn man jahrelang von Arzt zu Arzt wandert, die

Schmerzen immer heftiger werden, weitere unerklärliche Symptome hinzukommen, aber niemand einen Grund dafür findet, warum es mit der Gesundheit immer weiter bergab geht, oder wenn am Ende ein „Pseudo-Grund" gefunden wird, indem das ganze Geschehen als psychosomatisch deklariert wird? Ja, das „Kind hat endlich einen Namen", aber wirklich nützlich ist dieser nicht bei Fibromyalgie-Patienten, weil die eigentliche Erkrankung ja weiterhin besteht, bisweilen nicht diagnostiziert wurde und somit unbehandelt bleibt, mit allen sich daraus ergebenden Konsequenzen.

Der Vollständigkeit halber sollte auch bedacht werden, dass bei einigen Fibromyalgie-Patienten die Erkrankung tatsächlich mit psychischen Symptomen einhergeht, allen voran Depressionen und Angstzuständen.

Aber selbst wenn richtigerweise bei den betreffenden Patienten eine Depression diagnostiziert und behandelt wird, ist dies ja letztendlich nur ein Puzzleteil des ganzen Erkrankungsbildes der Fibromyalgie. Denn schließlich sind da ja noch die unerträglichen Schmerzen, die Müdigkeit und Kraftlosigkeit, die Verdauungsprobleme und so viele andere Symptome.

Und nicht zu vergessen an dieser Stelle die Frage, was zuerst da war – die Henne oder doch das Ei? Denn ist es häufig nicht so, dass die völlig unbefriedigende Situation einer unterdiagnostizierten Fibromyalgie zu Depressionen führen kann? Ist es nicht nachvollziehbar, dass jemand, der unter einem belastenden Dauerschmerz seit Jahren von einem Arzt zum andern pilgert, nicht ernst genommen wird, immer mehr ins gesellschaftliche Abseits gerät, weil er nicht mehr leistungsfähig ist und somit eine tiefgreifende Veränderung seines Alltagslebens erfährt, irgendwann psychischen Schaden davon trägt?

Oftmals wird leider nicht bedacht, dass derartige psychische Störungen nicht die eigentliche Ursache sind, sondern vielmehr aus der Fibromyalgie resultieren. Aufgeschlossene Therapeuten, die sich mit diesen Zusammenhängen auskennen, erklären dies mitunter mit dem Satz *„Sie sind nicht psychosomatisch, sondern somapsychisch erkrankt"*.

Eine ganz besondere Bedeutung bekommt dieser Aspekt bei Fibromyalgie-Patienten, deren Erkrankung mit Schadstoffen in Verbindung steht. Wie im weiteren Verlauf dieses Buches noch ausführlich dargestellt, wird Fibromyalgie heutzutage von Umweltmedizinern als Umwelterkrankung klassifiziert. *Und erstaunlicherweise bilden sich die psychischen Auffälligkeiten und die weiteren Symptome ganz von allein zurück, sobald der Fibromyalgie-Patient erfolgreich von den schädlichen Umweltgiften befreit wird.*

Schon in den 1980-er Jahren gab es einen groß angelegten Versuch, bei dem es darum ging, den Einfluss von Quecksilber auf psychische Störungen zu untersuchen. In der entsprechenden psychischen Klinik konnte nach der Entfernung der Amalgamfüllungen über ein Drittel der teilnehmenden Patienten als geheilt entlassen werden.

Diagnose

Die Diagnose der Fibromyalgie gestaltet sich aufgrund des komplexen Krankheitsbildes und fehlender spezifischer Labornachweise, sowie fehlender organischer Veränderungen oftmals schwierig.

Da die chronischen Schmerzen das Leitsymptom der Fibromyalgie sind, stehen diese bei der Diagnose besonders im Fokus. Schmerzen können nicht nur sehr vielfältig in Erscheinung treten, sondern auch auf zahlreiche verschiedene Krankheiten zurückgeführt werden. Um die genauen Zusammenhänge herausfinden zu können und eine mögliche Fibromyalgie abzuklären, werden eine genaue Biografie und Anamnese, sowie eine eingehende Betrachtung der gesamten Lebenssituation des Patienten herangezogen. Bei der anschließenden körperlichen Untersuchung werden die Beweglichkeit, Bindegewebsqualität und Schmerzpunkte analysiert.

Eine gängige Herangehensweise, die sich vielfach bei der Erkennung von Fibromyalgie bewährt hat, ist die Diagnose mithilfe von so genannten „Tender Points" (*englisch für „empfindliche Punkte"*), was ursprünglich aus der amerikanischen Diagnostik heraus entwickelt wurde. Dabei handelt es sich um 18 Körperstellen, an denen normalerweise eine erhöhte Schmerzempfindlichkeit besteht. Die meisten dieser Diagnosepunkte befinden sich an den Sehnen-Muskel-Ansätzen der Gelenke. Kann nun bei 11 oder mehr dieser Punkte eine erhöhte Druckschmerzempfindlichkeit festgestellt helfen, so besteht ein Verdacht auf Fibromyalgie.

Während man in den USA von 11 schmerzempfindlichen Druckpunkten ausgeht, legt man in Deutschland bei der Diagnostik 24 Druckpunkte zugrunde. Von diesen müssen mindestens 12 schmerzhaft sein, und zwar über einen Zeitraum von mindestens drei Monaten. Die folgenden Kriterien weisen auf eine Fibromyalgie-Erkrankung hin:

- spontan auftretende Muskelschmerzen entlang der Sehnen und der Sehnenansätze, die mindestens drei Monate lang an drei verschiedenen Regionen auftreten
- Druckschmerzen an den „Tender Points"

Neben den Hauptsymptomen und Funktionsstörungen sollten bei der Diagnostik mindestens 7 Nebenkriterien vorhanden sein wie beispielsweise:

- kalte Hände und Füße
- trockener Mund
- vermehrtes Schwitzen
- Schwindel und niedriger Blutdruck
- depressive Verstimmungen
- Atembeschwerden
- Herzbeschwerden
- Migräne oder Kopfschmerzen
- Blasenbeschwerden
- Händezittern
- Taubheitsgefühle
- Schlafstörungen

Im Gegensatz zu den druckschmerzhaften Kontrollpunkten gibt es auch 13 (1+2x6) nicht druckschmerzhafte Kontrollpunkte:

- Daumennagel
- Daumenballen

- Übergang von der Ferse zur Fußsohle
- Stirnmitte, 2 cm oberhalb des Augenhöhlenrandes
- Schlüsselbein - Übergang laterales/mittleres Drittel
- Unterarmmitte, zwischen Speiche und Elle, 5 cm oberhalb des Handgelenks
- M. biceps femoris (Mitte Oberschenkel)

Als ein neues Diagnostikverfahren zur Feststellung von Fibromyalgie gilt die Messung der Aktivität des vegetativen Nervensystems. Diese erfolgt anhand der Herzfrequenz-Variabilitätsuntersuchung und wird als nichtinvasives, computergesteuertes Untersuchungsverfahren durchgeführt. Es ermöglicht die Bewertung des autonomen Nervensystems, sodass durch die Aktivität von Sympathikus und Parasympathikus der vegetative Status gemessen werden kann.

Wird schließlich die Fibromyalgie diagnostiziert, dann beziehen ganzheitlich arbeitende Therapeuten weiterführende Untersuchungsmethoden ein, um ein möglichst effizientes und individuelles Behandlungskonzept erstellen zu können.

Besonderes Augenmerk liegt dabei auf Nahrungsmittelunverträglichkeiten und –allergien, weil diese bei vielen Fibromyalgie-Patienten anzutreffen sind. Werden diese festgestellt und in der Therapie berücksichtigt, zeigen sich oft spürbare Symptomverbesserungen. Um diese zu diagnostizieren, eignen sich sogenannte IgG-Tests, wenn es um die Aufdeckung „klassischer Allergien" geht und sogenannte IgG und IgG4-Tests, um Nahrungsmittelintoleranzen zu diagnostizieren. Darüber hinaus gibt es spezielle Atemtests bei einem Verdacht auf eine Laktose- oder Fructoseintoleranz, sowie Blut- und Stuhlprobenuntersuchungen zur Diagnostik einer möglichen Histaminintoleranz oder Glutenunverträglichkeit.

Wie bereits beschrieben, gehen einige Nahrungsmittelunverträglichkeiten mit einer gestörten Darmflora und/oder Darmschleimhaut einher, viele Fibromyalgie-Patienten weisen entsprechende behandlungsbedürftige Befunde auf. Insofern gehört eine entsprechende Stuhlprobe bei vielen Therapeuten zur umfassenden Diagnostik.

Darüber hinaus führen einige Therapeuten eine Analyse des Säure-Basen-Haushaltes durch. Um festzustellen, inwieweit die sogenannten Basenpufferreserven erschöpft sind und eine Säure-Basen-Therapie empfehlenswert ist, wird unter anderem die sogenannte Säure-Basen-Analyse nach Jörgensen und von Limburg-Stirum eingesetzt.

Weitere Diagnoseverfahren, die im Zusammenhang mit der Fibromyalgie sinnvoll sein können, betreffen eine mögliche Schadstoffbelastung, Pyrrolurie (HPU) sowie einen Hormonstatus einschließlich der Schilddrüsenhormone.

Differentialdiagnostik - ähnliche Krankheitsbilder

Das Beschwerdebild der Fibromyalgie ist äußerst komplex, und je nachdem, welche Symptome besonders im Vordergrund stehen, und wie diese sich zeigen, ist es häufig eine große Herausforderung, die Fibromyalgie zuverlässig zu diagnostizieren.

Bekanntermaßen ist es für die Fibromyalgie geradezu typisch, dass die Erkrankung erst nach einigen Jahren festgestellt wird. So beklagen sehr viele betroffene Patienten Umwege und Fehldiagnosen, mit denen sie während ihrer Odyssee konfrontiert wurden.

Allerdings darf nicht vergessen werden, dass nicht alles, was wie Fibromyalgie aussieht, tatsächlich eine ist. Viele der auftretenden Symptome können auch in Zusammenhang mit anderen Erkrankungen auftreten. Und dadurch, dass die Fibromyalgie nicht durch spezifische Labortests oder apparategestützte Untersuchungsmethoden eindeutig belegt werden kann, ist eine zuverlässige Diagnose der Fibromyalgie kein leichtes Unterfangen.

Die Gefahr einer Fehldiagnose ist also nicht gering. Um dies zu verhindern, wird im Rahmen der Differentialdiagnostik abgeklärt, ob nicht doch eventuell eine andere Krankheit zugrundeliegt.

Um die richtige Diagnose stellen zu können, ist große Sorgfalt vonnöten. Hier empfiehlt es sich, alle Krankheiten, die ähnliche Symptome wie eine Fibromyalgie zeigen und durch Laborwerte oder apparategestützte Diagnosemethoden festgestellt werden können, zu überprüfen. Diese Herangehensweise wird als „Ausschlussdiagnostik" bezeichnet.

Insbesondere geht es dabei um folgende Krankheiten:
- Rheuma
- Multiple Sklerose (MS)
- Multiple Chemische Sensibilität (MCS)
- Depressionen
- Rheumatische Arthritis
- Muskelschwäche
- Muskelverspannungen
- Parkinson
- Polyneuropathie
- Chronische Müdigkeit
- Chronische Infektionen (u.a. Borreliose, Epstein-Barr-Virus, Herpes, Candida)
- Arthrose
- Schilddrüsenerkrankung
- Osteoporose
- Autoimmunerkrankungen
- Polymyalgia
- Depressionen

Ein Teil dieser Krankheiten kann durch Laboruntersuchungen diagnostiziert und somit von der Fibromyalgie unterschieden werden. Insbesondere betrifft dies entzündungsbedingte Erkrankungen, Hormonstörungen, Autoimmunerkrankungen oder Infektionen.

Die lange Odyssee bis zur Diagnose

Schmerzen, Schmerzen und nochmal Schmerzen und das auch noch überall. An den Armen, Schultern, Beinen, am Rücken und dem ganzen Rest des Körpers sowieso. Eine Schmerz-Großbaustelle par excellence. Dazu noch diverse andere Beeinträchtigungen, die einem das Leben von Tag zu Tag immer mehr zum Alptraum machen. Allen voran die alles lähmende Erschöpfung und die fürchterlichen Depressionen. Eigentlich würde schon eines von diesen unsäglichen Dingen reichen, jemanden auf Dauer mürbe zu machen, aber in dieser gewaltig daherkommenden Kombination sind sie eine Zumutung für jeden, der sie aushalten muss.

Natürlich kämpft man und will herausfinden, was hinter dieser ominösen Krankheit ohne Namen steckt. Man rennt von Arzt zu Arzt und am Ende von Strohhalm zu Strohhalm. Immer wieder kriegt man zu hören „Sie haben nichts – alle Laborwerte in Ordnung." Und wenn dann auch noch die aufwendige Apparatediagnostik nichts außer nichtssagenden Ergebnissen bringt, dann scheint organisch alles gesund.

Doch der Schein trügt, denn sie sind ja da, die nicht enden wollenden Schmerzen, die unruhigen Nächte, die chronische Erschöpfung und so viele andere Symptome, die man jeden Tag spürt, und einem komisch zumute ist, wenn sie mal Pause machen.

Man weiß, dass der Arzt nicht Recht hat, wenn er sagt „Sie haben nichts". Man diskutiert und erklärt sich, rechtfertigt seine Symptome regelrecht, um am Ende das eh schon bekannte Gefühl zu haben, dass man mit diesem Arzt leider auch nicht weiterkommt. Wie denn auch, wenn man sich von ihm nicht ernstgenommen fühlt und das einzige Ergebnis darin besteht, dass man sogar an sich selber zweifelt? Ist doch etwa alles nur Einbildung? Ist man ein Hypochonder, ein Weichei oder einfach zu sensibel für diese Welt? Oder ist man gar verrückt?

Doch man besinnt sich, vertraut seinem eigenen Gefühl und wechselt zwangsläufig ein weiteres Mal den Arzt, allerdings mit immer weniger Hoffnung im Gepäck, dass dieser endlich die Ursache für das ganze unbeschreibliche Dilemma finden wird.

Bis die Fibromyalgie richtig diagnostiziert wird, haben viele Betroffene eine regelrechte Odyssee von Arzt zu Arzt, von Klinik zu Klinik, von Heilpraktiker zu Heilpraktiker hinter sich. Ihr Weg der Verzweiflung führt auch manches Mal zu eher wundersamen Therapeuten, aber was macht man nicht alles, wenn man so verzweifelt ist? Jeden Strohhalm, den man findet, ergreift man mit großer Hoffnung. Umso größer wird im Laufe der Zeit der Frust, wenn sich die Hoffnung wieder in Luft auflöst.

So ist es nicht die Ausnahme, sondern leider die Regel, dass die Diagnose meistens erst nach vielen Jahren erfolgt. Dann nämlich, wenn die Erkrankung bereits voll ausgeprägt ist und die betroffenen Patienten schon fast die Hoffnung auf eine sinnige Diagnose aufgegeben haben. Man muss sich vorstellen, dass eine so spät erfolgende Diagnose zwangsläufig dazu führt, dass eine Therapie erst nach vielen Jahren voller Leid und Verzweiflung erfolgen kann. Warum es überhaupt so weit kommen muss, hat sicher mehrere Gründe, allen voran dürfte dies allerdings die Tatsache sein, dass viele Ärzte nicht ausreichend mit dem Krankheitsbild der Fibromyalgie vertraut sind. Auch ein aufmerksameres Zuhören durch den Arzt könnte so manches Mal zu einer genaueren Diagnose beitragen.

Fairerweise muss man hier allerdings einräumen, dass eine richtige Diagnose in der Tat nicht leicht zu stellen ist, denn die meistens sehr diffusen und unspezifischen Symptome können theoretisch auch für andere Krankheitsbilder stehen. Hinzukommt, dass der Aufwand für die Erhebung der Krankengeschichte eines Fibromyalgie-Patienten enorm ist. Heutzutage ist es jedoch ein großes Dilemma, dass fast alle Ärzte mit einer Kassenzulassung unter einem gewaltigen Zeit- und Kostendruck stehen.

Diese Umstände sind sicher nicht ganz unbeteiligt daran, dass die meisten Fibromyalgie-Patienten jahrelang mit einem Puzzle, bestehend aus Teildiagnosen, leben müssen wie beispielsweise chronische Müdigkeit, Nahrungsmittelintoleranzen, chronische Schmerzen, Depressionen oder Reizdarm. Anstatt diese Puzzleteilchen als ein Ganzes zusammenzufügen und eine Fibromyalgie zu diagnostizieren, wird dann lediglich an den einzelnen Symptomen herumtherapiert, ohne dass sich wirklich spürbare Verbesserungen einstellen. Erschwerend kommt hinzu, dass Fibromyalgie oft weder durch Laborwerte noch durch Röntgenuntersuchungen oder andere Apparate eindeutig nachgewiesen und abgebildet werden kann. Außerdem lässt das optische Erscheinungsbild der Patienten oftmals nicht auf eine schwere Erkrankung schließen, wodurch sich leider viele Therapeuten irritieren lassen und daraus falsche Rückschlüsse ziehen.

Außerdem ist nicht jeder Tag gleich. So kann ein Arzttermin zufällig an einem Tag stattfinden, an dem man in relativ guter Verfassung ist. Auch die Tageszeit ist hier von Bedeutung. Während vormittags oft eine lange Anlaufzeit benötigt wird und die Erschöpfung und Schmerzen besonders stark ausgeprägt sind, kann es nachmittags schon deutlich besser sein. So kann passieren, dass man bei einem nachmittäglichen Arztbesuch halbwegs belastbar wirkt, während man am Vormittag noch kaum in der Lage war, überhaupt aus dem Bett aufzustehen.

Dass die Fibromyalgie nach vielen Jahren doch noch diagnostiziert wird, ist oft einem großen Zufall oder unermüdlicher Eigeninitiative zu verdanken. Hierzu leistet inzwischen das Internet einen großen Beitrag, denn mithilfe von google und sozialen Medien (z. B. facebook) kann man als betroffener Patient wertvolle Informationen zusammentragen und gegebenenfalls selbst gewisse Puzzleteile seiner Krankheit zusammensetzen. Schon so manche Krankengeschichte konnte durch diese Möglichkeiten deutlich abgekürzt werden.

Welche Therapeuten sind relevant?

Die Vorstellung, seine Erkrankung am liebsten in Eigenregie zu therapieren und nur für die allernötigsten Dinge einen Therapeuten aufzusuchen, ist verständlich. Doch ist die Erkrankung mit ihrem vielfältigen Beschwerdebild und der Erfordernis, multimodal therapiert werden zu müssen, zu komplex, um auf die Unterstützung versierter Therapeuten zu verzichten.

Sinnvoll ist es, sich an Behandler zu wenden, die bereits auf viel Erfahrung mit Fibromyalgie-Patienten zurückgreifen können und um die Schwierigkeiten wissen, die die Erkrankung mit sich bringen kann.

Weniger empfehlenswert ist es in der Regel, zwar seinen bemühten und gesprächsbereiten bisherigen Hausarzt als sogenannten „Lotsen" einzubinden, der bislang von Fibromyalgie jedoch noch nie etwas gehört hat. Man merkt dies meistens schon daran, dass man ihm diese ominöse Krankheit buchstabieren muss und wo man selbst eher in der Erklärerposition ist als umgekehrt. Wahrhaftig sind das keine guten Voraussetzungen für eine adäquate Behandlung, denn wie sollen auf dieser Basis konstruktive Therapievorschläge entstehen? Diese könnten dann allein vom Patienten selbst ausgehen, was nicht immer das Schlechteste ist, aber gerade wenn man mit seiner Erkrankung noch am Anfang steht, braucht man jemanden, von dem man ein bisschen „an die Hand genommen wird".

Für eine Grippe zwischendurch oder einen kleinen Haushaltsunfall unter Umständen akzeptabel, aber wenn es um die Behandlung einer schwerwiegenden Erkrankung wie die Fibromyalgie geht, sollte man nach einer anderen Lösung suchen und gegebenenfalls auch etwas weitere Entfernungen in Kauf nehmen.

Je nach Ausprägung der Symptome kommen Therapeuten unterschiedlicher Fachrichtungen in Frage wie ein Schmerztherapeut, Umweltmediziner, Internist, Heilpraktiker, Rheumatologe, Physiotherapeut, Sporttherapeut und Psychotherapeut. Darüber hinaus ist es aufgrund von Schmerzen des Bewegungsapparates oftmals auch erforderlich, einen Orthopäden einzubeziehen.

Wenn starke Verdauungsprobleme auftreten, kommt außerdem ein Gastroenterologe in Frage. Hier sollte man darauf achten, dass sich seine Diagnostik nicht auf Magen- und Darmspiegelungen beschränkt, sondern dass er sich auch mit Nahrungsmittelintoleranzen auskennt und diesbezüglich entsprechende Laboruntersuchungen durchführen kann. Derartige Untersuchungen sind in der Regel nicht so lukrativ wie apparategestützte Diagnostikmethoden in der eigenen Praxis, aber oftmals erübrigt sich durch die Feststellung einer oder mehrerer Nahrungsmittelintoleranzen so manche Magen- und Darmspiegelung. Unter dem Aspekt betrachtet, dass diese Spiegelungen nicht nur sehr unangenehm, sondern auch nicht ganz risikolos sind, ist es durchaus sinnvoll, hier manchmal „das Pferd von hinten aufzuzäumen" und erstmal nach möglichen Nahrungsmittelintoleranzen zu suchen.

Es ist nicht ungewöhnlich, dass man zeitgleich drei bis vier Therapeuten verschiedener Fachrichtungen einbezieht, sodass mehrere unterschiedliche Behandlungen parallel erfolgen. Idealerweise sollte dies in enger Kooperation der jeweiligen Behandler geschehen, in der Praxis lässt dies allerdings noch oft zu wünschen übrig.

Bei der Auswahl der jeweiligen Therapeuten sollte man sich im Vorfeld gut informieren, um negative Erlebnisse möglichst zu minimieren. Gerade wenn man schon eine lange Odyssee hinter sich gebracht hat, wird man sensibler und skeptischer. Zuviel Negatives hat man in der Vergangenheit bereits erfahren, einschließlich falscher Diagnosen und unnötiger Therapien. Und viel zu oft fühlte man sich als Versuchsobjekt oder Spielball.

Man ist durch diesen Weg aber auch erfahrener geworden, auch selbstbewusster, was den Umgang mit den „Herren in weißen Kitteln" angeht. Das ist gut so, denn so ist man nicht mehr gänzlich macht- und hilflos. Und man ist inzwischen auch viel informierter als noch zu Beginn der Erkrankung. All das schützt aber nicht automatisch davor, eine leichte Beute für schwarze Schafe zu sein. Gründliches Abwägen, wofür oder wogegen man sich entscheidet, erspart manche Enttäuschung und viel Geld. Denn viele Therapien, die bei der Fibromyalgie empfehlenswert sind, legen keinen Wert auf eine Kassenzulassung.

Umso wichtiger ist es, sich zu fragen, ob die vorgeschlagene Therapie tatsächlich erfolgversprechend ist. Ist sie logisch nachvollziehbar? Gibt es nachweisbare Erfolge? Gibt es die gleiche Therapie bei anderen Therapeuten kostengünstiger? Hier sollte jedoch bedacht werden, dass nicht allein die Therapiekosten entscheiden sollten, sondern vielmehr das „Gesamtpaket".

Und hierzu gehört unbedingt der Therapeut selbst. Stimmt überhaupt die Chemie zwischen ihm und einem selbst? Fühlt man sich gut aufgehoben und verstanden? Wie lange praktiziert er schon, und seit wann hat er Erfahrung in seiner Praxis und insbesondere mit Fibromyalgie? Wie ist die Praxis ausgestattet? Ist es eine hochmoderne Einrichtung mit viel Schnickschnack und teuren Geräten, von denen man sich schnell beeindrucken und womöglich blenden lässt?

Allein von einer Praxiseinrichtung sollte man keine Rückschlüsse auf die Wertigkeit eines Therapeuten ziehen. Immer wieder zeigt sich, dass gerade in einfach ausgestatteten Praxen die engagiertesten, informiertesten und menschlichsten Therapeuten sitzen. Die Therapeutenwahl ist tatsächlich nicht einfach, aber sie ist für den weiteren Krankheitsverlauf von großer Bedeutung. Deswegen sollte man sich schon die Mühe machen, so lange zu suchen, bis „es passt". Hilfreich sind dabei in der Regel Empfehlungen Gleichgesinnter. Je länger diese ihre Krankheit bereits haben, umso informierter sind sie und wissen meistens sehr gut Bescheid, welche Therapeuten empfehlenswert sind.

Die große Herausforderung der Fibromyalgie-Behandlung

So vielschichtig und langwierig wie sich die Fibromyalgie zeigt, so komplex und auf lange Sicht angelegt ist in der Regel auch das Behandlungskonzept.

Es mag zunächst frustrierend erscheinen zu erfahren, dass wir es bei der Fibromyalgie nicht mit einer Erkrankung zu tun haben, die nach ihrer Diagnose in nur wenigen Tagen oder Wochen geheilt werden kann. Es klingt auch zunächst nicht sehr aufbauend, wenn man erfährt, dass man eventuell sein Leben lang mit dieser Erkrankung zu tun haben wird.

Wenn man jedoch bedenkt, dass fast alle Fibromyalgie-Patienten zuvor eine langjährige Ärzteodyssee durchlebt haben, jeden Tag kränker wurden, ohne eine plausible Erklärung in Form einer angemessenen Diagnose zu erhalten, dann erscheint die Perspektive, nach ein paar Monaten konsequenter und individuell angepasster Fibromyalgie-Therapie eine deutlich verbesserte Lebensqualität zu erreichen, doch als eine lohnenswerte Perspektive.

Wer schon so leidgeprüft ist wie die meisten Fibromyalgie-Patientent, der wird auch noch die nötige Motivation aufbringen, sich den langwierigen Therapieanstrengungen zu stellen.

Und auch wenn die Mainstream-Meinungen davon ausgehen, dass Fibromyalgie bislang nicht heilbar ist, so gibt es inzwischen doch einige sehr vielversprechende Ansätze und Therapiemöglichkeiten, die tatsächlich schon vielen Patienten zu einer deutlichen Verbesserung oder sogar Beschwerdefreiheit verholfen haben.

Am erfolgversprechendsten scheinen bislang die Therapien zu sein, die dem betroffenen Patienten am nächsten kommen, also seiner persönlichen Situation am ehesten gerecht werden. Dies ist insbesondere der Fall, wenn eine umfassende Ursachenforschung einbezogen wird wie etwa eine mögliche Infektionserkrankung, Schadstoffbelastung,

Hormonstörung oder Nahrungsmittelintoleranz.

Dies erklärt auch, warum es kein standardisiertes Therapieverfahren gibt, denn zu unterschiedlich und individuell sind die jeweiligen Patientenbiographien. Wer also die Wunschvorstellung vertritt „Tablette rein und Krankheit raus", wird bei der Fibromyalgie keinen Erfolg erwarten können.

Genauso wenig wird sich Erfolg einstellen, wenn ein gewisses Maß an aktivem Mitwirken nicht gegeben ist. Ohne dies wird ein erfolgreicher Genesungsprozess bei der Fibromyalgie kaum zu erreichen sein.

Auch wenn sich schulmedizinische, naturheilkundliche und umweltmedizinische Therapiekonzepte der Fibromyalgie in vielen Bereichen unterscheiden, so ist ihnen doch gemein, dass sie multimodial angelegt sind. Dies bedeutet, dass sie aus mehreren Bausteinen bestehen und Therapeuten unterschiedlicher Fachrichtungen einbezogen werden, jeweils auf der Basis der individuellen Situation. Naturgemäß ist dies in der Schulmedizin ziemlich begrenzt, weil die Vorgaben der gesetzlichen Krankenkassen in der Regel nichts anderes zulassen.

Hinzukommt, dass schulmedizinische Therapien seit jeher symptomorientiert ausgerichtet sind und weniger der Ursachenforschung einer Erkrankung nachgehen. Dies ist bei der Fibromyalgie nicht anders, sodass auch hier die Linderung der auftretenden Symptome im Vordergrund steht. In der Praxis zeigt sich immer wieder, wie unbefriedigend häufig die schulmedizinischen Behandlungen bei der Fibromyalgie verlaufen. Nicht selten ist gar eine Verlagerung der Symptome zu beobachten, sodass das eine Übel zwar besänftigt wird, auf der anderen Seite aber ein bislang milderes Symptom umso stärker in Erscheinung tritt.

Die Unzulänglichkeiten der schulmedizinischen Therapiemöglichkeiten bei chronischen Erkrankungen zeigen sich gerade bei einem so komplexen Krankheitsbild wie der Fibromyalgie sehr deutlich. Denn nicht nur die ausschließlich symptomorientierte Behandlungsweise wird vielen Fibromyalgie-Patienten nicht gerecht, sondern auch das fehlende „über den Tellerrandschauen" führt nicht selten zu unzureichend behandelten Patienten. So fehlt es oft an engen Kooperationen von Therapeuten unterschiedlicher Fachrichtungen.

Aufgrund der Komplexität der Fibromyalgie ist eine interdisziplinäre Behandlung jedoch unverzichtbar. Wünschenswert wäre dabei eine enge Verzahnungen von Orthopäden, Internisten, Rheumatologen, Gastroenterologen, naturheilkundlich ausgerichteten Therapeuten, Physiotherapeuten, Immunologen und Neurologen. Zugegeben, diese Liste ist lang, und sie lässt erahnen, dass es eine große Herausforderung darstellt, alle bei einer Fibromyalgie relevanten Fachrichtungen miteinander zu verknüpfen. Die Realität zeigt leider, dass selbst die naheliegendsten Kooperationen oftmals nicht vorhanden sind.

In der Schulmedizin ist es leider immer noch viel zu oft an der Tagesordnung, dass Fibromyalgie-Patienten mit Schmerzmitteln und Antidepressiva „abgespeist" werden, und sich infolgedessen der Therapieerfolg oftmals nicht in dem Maße einstellt, wie er eigentlich möglich wäre, wenn weitere Therapieoptionen einfließen würden. Nicht ohne Grund wenden sich viele von der Schulmedizin unzureichend therapierte Fibromyalgie-Patienten anderen Behandlungsformen zu.

Für welche der zahlreichen Behandlungsmethoden man sich letztendlich auch entscheidet, es ist fast immer erforderlich, verschiedene Therapieoptionen auszuprobieren, um herauszufinden, was tatsächlich zu Symptomverbesserungen führt und was nicht. Wie gesagt, es gibt kein „Patenrezept", das bei allen Fibromyalgie-Patienten gleichermaßen zum Erfolg führt.

Insgesamt wird inzwischen eine große Bandbreite an Therapien, Medikamenten und Wirkstoffen für die Behandlung von Fibromyalgie herangezogen. Das bedeutet auch, dass es meist einige Versuche braucht, bis das richtige Medikament beziehungsweise die richtige Medikamentenkombination für einen Patienten gefunden wird. Sowohl Patient als auch Arzt sollten also zu Beginn der Behandlung nicht zu viel erwarten und sich auf einige Fehlschläge einstellen.

Medikamentöse Behandlung

Ein Medikament, das explizit zur Behandlung der Fibromyalgie zugelassen ist, und mit dem die Erkrankung als solche geheilt werden kann, gibt es in Deutschland bisher noch nicht. Allerdings werden bestimmte Medikamente eingesetzt, um die Symptome der Erkrankung zu lindern und im Idealfall zu beseitigen.

Die Praxiserfahrung zeigt, dass nur 30 % bis 40 % der Fibromyalgie-Patienten auf diese Medikamente ansprechen. Eine alleinige medikamentöse Therapie genügt meist nicht, um einen zufriedenstellenden Behandlungseffekt zu erzielen. Deshalb ist es wichtig, die medikamentöse Behandlung mit weiteren Behandlungsformen wie physikalischen, naturheilkundlichen, umweltmedizinischen und im Einzelfall auch psychotherapeutischen Therapien zu ergänzen.

Bei der medikamentösen Behandlung der Fibromyalgie kommen vor allem drei Kategorien von Medikamenten zum Einsatz: schlafverbessernde und schmerzlindernde Präparate, sowie Antidepressiva. Darüber hinaus werden gelegentlich auch Antiepileptika zur Behandlung der Fibromyalgie-Syndrome herangezogen, was allerdings eher kritisch betrachtet wird. Gerade im Hinblick darauf, dass die Aussicht auf einen langfristigen Therapieerfolg durch Medikamente in der Regel nur gering ist, gleichzeitig aber oft starke Nebenwirkungen zu erwarten sind, muss die Auswahl der Medikamente und deren Dosierung sehr genau abgewogen werden. Grundsätzlich sollten diese nur sehr sparsam zum Einsatz kommen, und die Einnahme genau mit dem behandelnden Arzt besprochen werden. Die Verabreichung von schmerzstillenden Präparaten ist möglichst nur in akuten Schmerzphasen anzuraten.

Schmerzmittel

In der Regel haben Fibromyalgie-Patienten schon reichliche Erfahrungen mit Schmerzmitteln gemacht, bevor die Krankheit richtig diagnostiziert wird. Allgemein gilt, dass Schmerzmittel nur möglichst wenig eingenommen werden sollten, zumal diese bei Fibromyalgie-Patienten oft nur einen vorübergehenden Behandlungserfolg erzielen können. Gleichzeitig bringen sie aber die Gefahr von Gewöhnungseffekten und Nebenwirkungen mit sich.

Bevorzugt werden sollten möglichst Schmerzmittel mit geringen Nebenwirkungen. Von dem Schmerzmedikament *Tramadol* gibt es positive Studienergebnisse.

Bei Antirheumatika sollten Personen mit Magen- und Darmproblemen auf die „neue Generation" (*Coxibe*) zurückgreifen, deren Präparate als wesentlich magenfreundlicher gelten als ihre Vorgänger. Allerdings zeigen Rheumamittel bei der Fibromyalgie oft nur eine relativ geringe oder keine Wirkung.

In schweren Fällen werden auch stärkere Schmerzmittel verschrieben. Dazu gehören beispielsweise Präparate aus der Gruppe der Opioide, also der opiumähnlichen Substanzen. Diese Medikamente gehen aber oft mit ganz erheblichen Nebenwirkungen (vorwiegend starker Benommenheit) einher, so dass hier der Nutzen der Medikation sehr genau gegen die negativen Aspekte abgewogen werden muss.

Bei der Therapie von Druckschmerzpunkten hat sich die lokale Infiltration mit Lokalanästhetika bewährt. Hier wird ein entzündungshemmendes Medikament in stark verhärtete Muskeln oder entzündete Sehnenansätze gespritzt.

Amitriptylin

Amitriptylin ist eigentlich als ein Medikament zur Behandlung von Depressionen bekannt. Da es aber auch in der Lage ist, schmerzlindernd, muskelentspannend und schlaffördernd zu wirken, kommt es auch bei anderen Krankheitsbildern zum Einsatz, so auch bei der Fibromyalgie. Da es gleichzeitig mehrere Bereiche der Fibromyalgie-Symptome abdeckt, kann hier mit einem Medikament eine mehrfache Linderung erreicht werden. Weitere Informationen lesen Sie im Kapitel „*Schlafstörungen*".

Serotonin-Stoffwechsel beeinflussende Medikamente

Da bei Fibromyalgie-Betroffenen meistens ein gestörter Serotoninstoffwechsel vorliegt, infolgedessen Schlafstörungen und Depressionen auftreten, werden zur Behandlung auch Medikamente herangezogen, die das Angebot von Serotonin im Körper beeinflussen. Zu diesen Medikamenten zählt beispielsweise *Fluoxetin*, das oft auch in Kombination mit *Amitriptylin* verschrieben wird. Ein weiteres serotoninbeeinflussendes Medikament ist *Tropisetron*. Bei einem Teil der Patienten stellt sich durch dieses Medikament manchmal schon nach wenigen Tagen eine schmerzstillende Wirkung ein.

Antiepileptika

Antiepileptika vermindern generell die Aktivität von Nervenzellen. Auf diese Weise werden auch die Nervenzellen, welche für die Schmerzübertragung verantwortlich sind, gehemmt, sodass das Schmerzempfinden reduziert wird. In neueren Studien zu Fibromyalgie ist beispielsweise die Wirksamkeit des Antiepileptikums *Pregabalin* bestätigt worden. Durch dieses Medikament konnte bei einem Teil der Fibromyalgie-Patienten eine Minderung der Schmerzen erzielt werden. Bei einigen Patienten kam es dabei allerdings zu Nebenwirkungen wie Müdigkeit und Benommenheit. Weitere Erfahrungswerte mit Pregabalin sind notwendig, um in der Lage zu sein, seine Wirksamkeit bei Fibromyalgie abschließend zu bewerten. Auch andere Antiepileptika, wie beispielsweise *Carbamazepin*, werden bei der Behandlung von chronischen Schmerzen eingesetzt und sollen auch bei einigen Fibromyalgie-Betroffenen eine Erleichterung bringen.

Psychotherapie als begleitende Therapiemaßnahme

Wie bereits ausführlich beschrieben, kann eine Fibromyalgie mit all ihren Facetten und schwerwiegenden körperlichen Beeinträchtigungen nicht allein durch eine Psychotherapie behandelt werden. Dennoch kann es in Einzelfällen sinnvoll sein, eine Psychotherapie als unterstützende Maßnahme in das maßgeschneiderte Therapiekonzept einzugliedern. Zweifelsohne bedeutet eine so vielschichtige Erkrankung wie die Fibromyalgie eine unbeschreibliche Belastung für die Psyche. Viele Faktoren, die diese Krankheit mit sich bringt, zermürben und hinterlassen Spuren in der Seele. Allein schon die vielen Jahre, die bis zum Tag der Diagnose ins Land ziehen, gehen nicht schadlos an einem vorüber. All die Kämpfe, die man an allen Fronten bislang schon ausgetragen hat, die Diffamierungen, Anschuldigungen und viele andere Dinge, die auch jedem gesunden Menschen arg zusetzen.

Wenn man jahrelang von zahlreichen Ärzten als Hypochonder und von der Familie als zu bequem und überempfindlich bezeichnet wird, dann trägt das nicht zum Wohlbefinden bei. Die Folge ist ein zunehmender Rückzug der Patienten, sodass soziale Kontakte aufs Nötigste heruntergeschraubt werden. Man fühlt sich missverstanden, allein und nicht selten auch im Stich gelassen.

Dazu noch die körperlichen Beeinträchtigungen, die man Tag für Tag in zunehmendem Ausmaß aushalten muss. Allein schon die Schmerzen machen den Alltag zur Hölle, wenn dann noch starke Bewegungseinschränkungen und eine extreme Erschöpfung hinzukommen, dann ist das ein Zustand, mit dem man nicht glücklich sein kann. Depressionen lassen mit all diesem Gedöns im Gepäck dann nicht mehr lange auf sich warten.

Alles in allem ein schwieriges Gesamtpaket, dass ein Hausarzt kaum allein bewältigen kann. Und wenn die Seele dann noch derart geschunden ist, dann kann die therapeutische Unterstützung eines einfühlsamen und mit der Fibromyalgie vertrauten Psychotherapeuten notwendig werden. Hier ist wichtig, die Zeichen der Zeit rechtzeitig zu erkennen und die Notbremse zu ziehen, um sich schnellstmöglich durch psychotherapeutische Hilfe unterstützen zu lassen.

Es ist verständlich und nachvollziehbar, dass man diesen Schritt nicht gerne geht. Angst kommt auf vor dem Unbekannten. Besonders diejenigen, die noch nie Kontakt zu einem Psychotherapeuten hatten oder die negative Erfahrungen gemacht haben, sträuben sich. Schnell spielt sich auch ein Kopfkino mit unangenehmen Bildern ab. Man stellt sich vor, wie der Psychotherapeut neugierige Fragen stellt, die man eigentlich am liebsten gar nicht hören und erst recht nicht beantworten möchte. Wer lässt sowas schon gerne mit sich machen? Es ist niemals angenehm, eine fremde Person in seinem privaten Seelenleben herumgraben zu lassen und von diesem möglicherweise noch den Spiegel vorgehalten zu bekommen.

Doch wenn eine Psychotherapie als sinnvoll erscheint, sollte man versuchen, diese negativen Assoziationen auszublenden und sich mit den positiven Aspekten dieser Behandlungsmöglichkeit auseinandersetzen. Ein erfahrener und empathischer Therapeut weiß um diese Ängste und Unsicherheiten, auch dies zu wissen, kann helfen, seine eigenen Vorbehalte gegenüber der Psychotherapie etwas zu reduzieren.

Hilfreich ist auch, sich das Ziel dieser Behandlungsmöglichkeit vor Augen zu halten. Letztendlich soll die Psychotherapie dazu verhelfen, dass man mit der Fibromyalgie besser leben kann. Die starken Beeinträchtigungen der Lebensqualität und das Ausgrenzen aus der Gesellschaft, sind hier wichtige Aspekte. Auch geht es darum, wieder Optimismus aufkommen zu lassen, besonders dann, wenn die depressiven Verstimmungen Überhand nehmen.

In der Psychotherapie geht es nicht nur um die aktuelle Situation, sondern auch um die Zukunft. Hierfür lernt der Patient mithilfe einer Verhaltenstherapie, wie er Wege aus der Isolation findet und er ständiges Grübeln vermeiden kann. Ein großes Ziel ist hier, wieder mehr Lebensmut zu entwickeln. Denn wer ständig nur über seine Krankheit grübelt und sie zum alleinigen Lebensinhalt macht, verliert Freude und Freunde. Manchmal reicht es auch schon aus, wenn man in dem Therapeuten eine vertrauenswürdige Person gefunden hat, die einem zuhört und die Ängste und Nöte versteht. Hat man hier sein Herz ausgeschüttet, erleichtert dies enorm. Psychotherapien kann man ambulant in Wohnortnähe durchführen. Je nach persönlicher Situation kann es aber sinnvoll sein, die Therapie im Rahmen einer Rehabilitationsmaßnahme in einer entsprechenden Kurklinik durchzuführen. Hier findet oft eine Kombination von Einzelgesprächen und Gruppengesprächen statt. In einer Gruppe mit Gleichgesinnten und ähnlichen Krankheitsumständen werden nicht nur die eigenen Probleme und Sorgen erörtert, sondern auch die der Mitpatienten. Dies verändert oft den Blickwinkel, besonders wenn man sieht, dass es anderen sogar noch deutlich schlechter geht. Gruppengespräche finden unter Aufsicht und Leitung eines Therapeuten statt, der Anregungen und begleitende Fragen einbringt.

Bei stationären Rehabilitationsmaßnahmen wird die Psychotherapie oftmals mit Tanztherapien und Gestalttherapien kombiniert. Dies verhilft den Patienten dazu, ein inneres Gleichgewicht aufzubauen und durch Bilder, Skulpturen und andere selbst gefertigte Objekte ihr eigenes Empfinden, Ängste und Sorgen Ausdruck zu verleihen.

Physiotherapie (Krankengymnastik)

Bei der Behandlung der Fibromyalgie kommt der Physiotherapie eine elementar wichtige Bedeutung zu, oftmals ist sie sogar die Behandlungsmaßnahme der ersten Wahl und wird langfristig angelegt. Die Physiotherapie ist zwar nicht in der Lage, die Erkrankung zu heilen, aber sie kann dazu verhelfen, dass sich die Bewegungsfähigkeit spürbar verbessert oder zumindest erhalten bleibt.

Außerdem wird bei vielen Patienten eine deutliche Linderung der Schmerzempfindung erreicht, denn durch Krankengymnastik können die physiologischen Gründe für die Schmerzen gezielt behandelt werden. Muskelverkürzungen, wie sie bei Fibromyalgie auftreten, weil die Patienten dazu neigen, bestimmte schmerzende Körperpartien so wenig wie möglich zu bewegen, werden hier aufgehoben. Fehlbelastungen und falsche Bewegungsabläufe werden gezielt erkannt und durch spezielle Übungen korrigiert. So werden ein Ausgleich von Ungleichgewichten im Körper und eine allgemeine Kräftigung der Muskulatur erreicht. Auf diese Weise können Schmerzen behoben oder gleich im Vorfeld vermieden werden.

Je nach Therapiekonzept verhilft die Physiotherapie auch zu einer verbesserten Ausdauer, Koordination und Stärkung der Gelenke, Arme und Beine. Während der Behandlungseinheiten leitet der Physiotherapeut den Patienten an, sodass dieser lernt, wie er die erkrankten Körperbereiche entlasten kann. Besonders zu empfehlen sind Dehnübungen, Geräteübungen und Trainingseinheiten, mit denen eine gezielte Kräftigung der Muskeln erreicht werden kann. Dies erfolgt durch Training an bestimmten Geräten oder mit speziellen Hilfsmitteln.

Der Erfolg der Physiotherapie steht in großer Abhängigkeit vom Mitwirken des Patienten. Es reicht nicht aus, die erlernten Übungen und Verhaltensmaßnahmen nur während der Physiotherapiesitzungen umzusetzen, sondern es ist unverzichtbar, diese Zuhause weiterzuführen und in den Alltag zu integrieren.

Je konsequenter und regelmäßiger dies geschieht, umso größer sind die Chancen, einige der Fibromyalgie-Symptome zu lindern und ein Fortschreiten der Erkrankung einzugrenzen, sowie die bereits erreichten Erfolge auch langfristig zu halten. Somit kann die Physiotherapie auch als eine Hilfe zur Selbsthilfe gesehen werden.

Damit die erlernten Übungen möglichst passgenau auf den Patienten zugeschnitten werden können, ist der Physiotherapeut auf regelmäßiges Feedback des Patienten angewiesen. Nur er selbst weiß und spürt, welche Übungen ihm tatsächlich Erleichterung verschaffen und zu mehr Beweglichkeit und Schmerzlinderung verhelfen.

Nicht unwichtig ist auch der „Spaßfaktor". Wenn der Physiotherapeut Übungen vorschlägt, die dem Patienten nicht liegen, und die dieser nur mit großem Widerwillen ausführt, dann ist das nicht sehr effektiv, weil diese Übungen vermutlich nicht Zuhause fortgeführt werden. Der Therapeut kann das Übungsprogramm jedoch nur so individuell an seinen Patienten anpassen, wie es die Informationen zulassen, die er vom Patienten erhält. Wenn die Schmerzen oder andere Beeinträchtigungen bestimmte Übungen nicht zulassen, kann der Physiotherapeut diese durch andere Trainingseinheiten ersetzen. Doch dafür benötigt er entsprechende Rückmeldungen des Patienten.

Auch wenn der Physiotherapeut viel Erfahrung mit Fibromyalgie-Patienten hat, so ist zu bedenken, dass sich das Krankheitsbild bei jedem anders darstellt. So ist unverzichtbar, dass die krankengymnastischen Übungen auf das persönliche Leistungsvermögen zugeschnitten werden, um eine Überforderung und Frustration zu verhindern. Aus diesem Grund sollte man zunächst mit leichten Übungen beginnen und diese im Laufe der Zeit kontinuierlich steigern. Je besser sich das Körpergefühl und die Bewegungsfähigkeit entwickeln, umso mehr sind bei fortgeschrittener Therapie auch anstrengendere Leistungen möglich. Auch eine einfühlsame und persönliche Zuwendung des Therapeuten zeigt oft gute Erfolge und trägt zur Motivation des Patienten bei. Bei der Fibromyalgie erweist sich die Physiotherapie insbesondere bei einer langfristig angelegten Therapiedauer als effektiv. Krankenkassen teilen diese Meinung leider nicht immer, was sicherlich mit monetären Gründen in Zusammenhang steht.

Da die physiotherapeutischen Sitzungen zum Leidwesen vieler Patienten meistens zeitlich sehr knapp bemessen sind, ist es umso wichtiger, die Zeit der aktiven Physiotherapie intensiv zu nutzen, um die hier erlernten Übungen anschließend Zuhause selbständig fortführen zu können.

Ergotherapie

Die Ergotherapie ist neben der Physiotherapie bei vielen Fibromyalgie-Patienten ein unverzichtbarer Bestandteil des komplexen Behandlungskonzeptes. Die Fibromyalgie bringt es mit sich, dass sich als Folge oder Ursache der Schmerzen eine starke Einschränkung der Bewegungsabläufe und eine falsche Körperhaltung entwickeln. Die Ergotherapie zielt darauf ab, durch spezielle Übungen die Bewegungsfähigkeit, Körperwahrnehmung und Sensibilität zu entwickeln beziehungsweise wiederherzustellen. Bei Fibromyalgie-Patienten können krankheitsbedingt eingeschränkte oder verlernte Bewegungsabläufe wieder eingeübt werden, sodass die Handlungsfähigkeit der Betroffenen im Alltag erhöht wird. Dabei werden gleichzeitig auch das Konzentrationsvermögen, Ausdauer und Leistungsfähigkeit geschult.

Körperliche Einschränkungen, die durch die Erkrankung entstanden sind, werden bei der Ergotherapie soweit möglich mit bestimmten Hilfsmitteln (z. B. Gehhilfen) oder durch Ersatzstrategien ausgeglichen. Besonders wichtig ist dies für den Alltag, wenn die Verrichtung alltäglicher Dinge durch die körperlichen Beeinträchtigungen erschwert ist. Dies betrifft die tägliche körperliche Hygiene genauso wie das An- und Auskleiden, das Abwaschen des Geschirrs oder das Herrichten von Mahlzeiten.

Durch gezielte ergotherapeutische Übungen kann die Selbstständigkeit gefördert werden, sodass der Alltag trotz der körperlichen Einschränkungen möglichst alleine bewältigt werden kann. Dies betrifft auch das Berufsleben, sofern dieses noch besteht. Hier geht es in der Ergotherapie darum, Vereinfachungen für den Arbeitsablauf zu erlernen und Belastungssituationen zu vermeiden.

Physikalische Therapien

Je nach Ausprägung der Erkrankung kommen bei der Fibromyalgie auch physikalische Therapiemethoden zum Einsatz wie Massagen, Elektrotherapie, Lymphdrainagen, Thermalbäder, Wannenbäder, Güsse sowie Kälte- und Wärmeanwendungen. Viele dieser Maßnahmen sind so ausgerichtet, dass der Patient eine passive Rolle einnimmt, was besonders von Patienten in Anspruch genommen wird, die sich nicht gern körperlich betätigen oder dies aufgrund des Krankheitsbildes nicht können. Bei akuten Schmerzen werden in Abhängigkeit der individuellen Situation des Patienten Wärme oder Kälte verabreicht. Der Behandlungseffekt bezogen auf die Schmerzlinderung hält meistens nur vorübergehend an.

Lymphdrainagen

Manuelle Lymphdrainagen führen bei Fibromyalgie-Patienten oftmals zu einer deutlichen Schmerzlinderung. Dies wird darauf zurückgeführt, dass die häufig auftretenden Wassereinlagerungen bei Fibromyalgie-Patienten durch den manuellen Gewebsdruck reduziert werden können. Bei der Lymphdrainage wird durch kreisförmige Bewegungen, die mit leichtem Druck auf der Haut ausgeführt werden, Flüssigkeit aus dem Gewebe in das Lymphgefäßsystem verschoben. Dies kann insbesondere bei Stauungsgefühlen, wie sie beim Fibromyalgie-Syndrom oft in den Händen, Armen, Beinen und Füßen auftreten, eine Erleichterung bringen.

Massagen

Massagen zählen heute zu den geläufigsten physikalischen Anwendungen bei der Behandlung diverser Krankheitsbilder. Auch bei der Fibromyalgie können sie zum Einsatz kommen, wenn die Anwendungen sanft und vorsichtig durchgeführt werden. Grundsätzlich sind Massagen eine vielfältig einsetzbare und wirkungsvolle Möglichkeit, in betroffenen Körperregionen eine verbesserte Durchblutung zu erzeugen, den Muskeltonus herabzusetzen oder das Bindegewebe zu dehnen. Auch der Abtransport von schädlichen Substanzen kann gefördert werden. Auf diese Weise wird ein insgesamt schmerzlindernder Effekt erzielt und das allgemeine Wohlbefinden gesteigert.

Zu beachten ist allerdings, dass sich durch eine erhöhte Empfindlichkeit von Berührungen Schmerzen deutlich verstärken können, sodass einige Fibromyalgie-Patienten durch Massagen keine Symptomverbesserung, sondern eher eine Verschlechterung erfahren.

Aus diesem Grund lässt sich keine einheitliche Empfehlung ableiten, die für den Einsatz einer Massage spricht, da das Empfinden der Fibromyalgie-Patienten so unterschiedlich ist. Es ist somit individuell abzuklären, ob Massagen in das Therapiekonzept einbezogen werden oder nicht.

Eine Möglichkeit, um Massageanwendungen bei sehr empfindlichen Patienten verträglicher zu gestalten, ist eine zuvor durchgeführte Schmerzbehandlung. Dies setzt allerdings eine reibungslose zeitliche Abfolge und somit eine klare Absprache der jeweilig zuständigen Therapeuten voraus. Auch sollte das Für und Wider gründlich abgewogen werden, wenn Massagen nur unter Medikamenteneinnahmen möglich sind.

Unterwasserdruckstrahlmassagen

Bei Unterwasserdruckstrahlmassagen erfolgt die Massage, indem der Patient in einer speziellen Badewanne sitzt und mit Wasser aus einem Schlauch massiert wird, welches mit hohem Druck fließt.

Alternativ gibt es inzwischen moderne Geräte, die ähnlich wie Wasserbetten aussehen. Bei diesen kommt der Patient nicht direkt mit Wasser in Berührung. Hierbei liegt der Körper auf einer Auflage, unter der sich ein starker Wasserstrahl befindet und vom Hals abwärts bis zu den Füßen massiert.

Ähnliche Effekte haben auch in Wasserbecken eingelassene Massagedüsen, durch die der Patient in sitzender Position im Rücken- und Lendenbereich massiert wird.

Unterwasserdruckstrahlmassagen kommen insbesondere bei Rückenproblemen, hartnäckigen Verspannungen und Erkrankungen des Bewegungs- und Stützapparates in Betracht. Neben der physischen Verbesserung erfährt der Patient auch eine wohltuende Tiefenentspannung.

Wärme- und Kältetherapien

Als besonders schmerzlindernd gelten seit jeher Wärme- und Kältetherapien. Dabei kann die Behandlung auf ganz unterschiedliche Weise erfolgen. Die Wärmezufuhr erfolgt z. B. durch warme Entspannungsbäder und Duschen, durch Wärmflaschen, Heizdecken, Infrarotlicht, Sauna, Thermalbadbesuche, Moor-, Heu-, Löß- und Fangopackungen oder durch ausgiebige Bewegung.

Durch die Wärme wird der Stoffwechsel angekurbelt und die Durchblutung angeregt. Die hierdurch erzielte Muskelentspannung führt zu einer Linderung der Verspannungsschmerzen.

Einige Patienten empfinden allerdings Kälte als wohltuender. Diese kann auf einfache Weise mittels Coolpacks oder Eisabreibungen zugeführt werden. Ebenso wie Wärme hat auch Kälte einen schmerzlindernden und betäubenden Effekt, der hier allerdings auf der Herabsetzung des örtlichen Stoffwechsels beruht. Dabei werden die Blutgefäße verengt und die Nervenleitungen blockiert, so dass die Schmerzen weniger stark wahrgenommen werden.

Kälteanwendungen

Die Verträglichkeit von Kälteanwendungen wird von Fibromyalgie-Patienten unterschiedlich bewertet. Während einige eine positive Veränderung der Symptome erleben, führt die Kälte bei anderen Patienten zu einer Verschlechterung. Die Zufuhr von Kälte kann auf verschiedene Art erfolgen, sei es durch Coolpacks, Eisabreibungen, eine Kältekammer oder einen elektrischen Kaltluftgenerator, bei dem der Luftstrom zwischen 10 °C und 15 °C beträgt. Auch extreme Kälte in Kältekammern, in denen es bis zu -110 °C kalt ist, kommt gelegentlich zum Einsatz. Ebenso wie Wärme hat auch Kälte einen schmerzlindernden und betäubenden Effekt, der hier allerdings auf der Herabsetzung des örtlichen Stoffwechsels beruht. Dabei werden die Blutgefäße verengt und die Nervenleitungen blockiert, so dass die Schmerzen weniger stark wahrgenommen werden.

Mooranwendungen

Die Einsatzmöglichkeiten von Moor sind seit jeher sehr vielfältig und erfolgen besonders häufig bei rheumatischen Erkrankungen, Gicht, Gelenkbeschwerden, Frauenerkrankungen und Erkrankungen des Bewegungsapparates. Mooranwendungen, bei denen der dickflüssige moorhaltige Brei eingesetzt wird, reichen von Moorpackungen, Moorkneten bis hin zu Ganzkörper-Moorbädern.
Die Wirksamkeit des Moors resultiert insbesondere aus der Anregung des Stoffwechsels und der nachhaltigen Tiefenerwärmung, die den Körper während der Anwendung erreicht. Diese dringt tief ins Gewebe ein und ist durch eine einzigartige Kombination wertvoller Inhaltsstoffe des Moors möglich. Durch die hier stattfindende Überwärmung der betroffenen Bereiche wird eine verbesserte Durchblutung erreicht, was sich bei der Behandlung der Fibromyalgie zumindest vorübergehend als schmerzlindernd auswirken kann. Die Tempera-

turen der Moorbäder liegen bei ca. 40 °C, sie werden aber deutlich wärmer wahrgenommen als gleichwertige Wassertemperaturen. Mooranwendungen sind beliebte Therapiemaßnahmen in Kurkliniken, aber auch einige physiotherapeutische Praxen haben entsprechende Behandlungsmöglichkeiten. Unter Umständen können auch Zuhause Mooranwendungen erfolgen, allerdings sind hier verpackte Produkte zu bevorzugen, die ohne großen Aufwand in einem Wasserbad oder Backofen erhitzt werden können. Andernfalls sollte man sich auf eine etwas schmutzige Badezimmerkleckerei einrichten, denn naturgemäß hat Moor eine sehr dunkle Farbe, und die hinterlässt in nicht darauf eingestellten Badewannen deutliche Spuren.

Bevor Mooranwendungen in Betracht gezogen werden, sollten im Vorfeld mögliche Kontraindikationen abgeklärt werden, um unliebsame Überraschungen zu vermeiden. Insbesondere betrifft dies Vollbäder bei Patienten mit Bluthochdruck und Herzerkrankungen.

Infrarotwärmekabinen

Viele Fibromyalgie-Patienten erfahren durch die Anwendung von Infrarotwärme, die sie in entsprechenden Kabinen auf sich einwirken lassen, deutliche Verbesserungen ihres Wohlbefindens. Grund genug, dieses Thema eingehender vorzustellen. Infrarotwärmekabinen haben in den vergangenen 10 Jahren eine zunehmende Akzeptanz bei gesundheitsbewussten Menschen und naturheilkundlich orientierten Therapeuten und Kliniken erfahren. Dies ist nicht verwunderlich, wenn man bedenkt, wie vielfältig sich die Infrarotwärme auf die Gesundheit auswirken kann. So profitieren nicht nur Personen mit Schmerzen, Arthrose, Muskelzerrungen und -verspannungen, Gelenkproblemen und Hauterkrankungen wie Psoriasis und Ekzemen von der Infrarotwärme, sondern auch Patienten mit rheumatischen Erkrankungen und Fibromyalgie erreichen häufig eine Linderung ihrer Beschwerden. Darüber hinaus stärkt die Infrarotwärme das Immunsystem und die Abwehr gegen Viren und Bakterien.

Die Strahlungswärme der Infrarotstrahlen dringt tief in den Körper ein und hat somit einen ganz anderen Wirkmechanismus als die herkömmliche Sauna. Der besondere Wirkmechanismus der Infrarotwärme wird einerseits auf die Anregung des Stoffwechsels und der Selbstheilungskräfte zurückgeführt, andererseits ist aber auch der Entgiftungsmechanismus von großer Bedeutung.

Dieser erklärt sich hauptsächlich durch das tiefe Eindringen der Infrarotstrahlen in die Hautschichten, sodass eine Anregung der inneren Organe und der Durchblutung erfolgt. Durch das tiefe Eindringen der Strahlen können außerdem Fettanteile mobilisiert werden, die mit dem Schweiß ausgeschieden werden. Bei „normalem" Schwitzen und auch beim Saunieren in der klassischen Sauna werden derartige Fettschichten nicht erreicht, sodass das Ausscheiden von Schad- und Schlackenstoffen bei einer Infrarotkabine um ein Vielfaches höher ist.

Hinzukommt, dass aus dem Körper ausgeschiedenes Fett auf dem Weg nach draußen diverse Schwermetalle mitbefördert wie Quecksilber, Cadmium, Nickel und Zink. Dies ist unter Umständen nicht nur anhand spezieller Untersuchungsverfahren messbar, sondern nach manch einer Sitzung in einer Infrarotwärmekabine sogar mit bloßem Auge erkennbar, indem auf einem weißen Handtuch, das während des Schwitzganges benutzt wird, gelegentlich dunkle Flecken zu sehen sind.

Viele umwelterkrankte Patienten, die durch Schadstoffe erkrankt sind, schätzen seit vielen Jahren die besondere Effektivität der Infrarotwärmekabine. Dies zeigt auch die sogenannte Gibson-Studie von 2008, die federführend von der auf MCS-spezialisierten Professorin Pam Gibson (James Madison University in Harrisonburg, Virginia) durchgeführt wurde. Demnach bewertete über die Hälfte der Studienteilnehmer das Schwitzen als eine ihrer wichtigsten Therapiemaßnahmen. Im Gegensatz zur klassischen Sauna ist die Hitze der Infrarotwärmekabine für viele Anwender verträglicher. Dies wird einerseits auf die geringere Luftfeuchtigkeit zurückgeführt, aber auch auf die Umgebungsluft, die mit 40 °C bis 60 °C vergleichsweise niedrig ist. Dabei erwärmt die Infrarotwärme zu mehr als 80 % direkt den Körper und nur die restlichen 20 % die Umgebungsluft der Wärmekabine. Infolgedessen wird der Kreislauf nur wenig belastet.

Und trotz dieser vergleichsweise niedrigen Temperaturen ist es möglich, dass sogar Menschen, die im Allgemeinen eher schlecht schwitzen, bereits nach wenigen Minuten die Schweißperlen von der Stirn tropfen. Das Schwitzgeschehen ist hier also ganz anders als in der Sauna. Es ist natürlicher und dennoch intensiver, vergleichbar mit einem intensiven Sonnenbad, das aber ohne die schädlichen UV-Strahlen auskommt. Infrarotwärmekabinen sind in der Handhabung sehr einfach und mit einem geringen Platzbedarf von 1 bis 2 qm auch für viele Privathaushalte inzwischen beliebte „Schwitzoasen". Die Aufheizung erfolgt durch normalen Strom aus der Steckdose (230 V), und es dauert nur wenige Minuten, bis die Kabine gebrauchsbereit ist. Im Durchschnitt dauert eine Sitzung zwischen 20 und 30 Minuten. Während und nach der Anwendung sollte möglichst viel kohlensäurefreies Wasser getrunken werden.

Behandlung aus umweltmedizinischer Sicht

Genauso wie die schulmedizinischen Behandlungskonzepte auf mehreren Behandlungssäulen basieren, so besteht auch bei der umweltmedizinischen Herangehensweise die Fibromyalgie-Behandlung aus mehreren Komponenten.

Die wichtigsten Therapiebausteine:

1. Die Schadstoffquellen wie schwermetallhaltiger unverträglicher Zahnersatz, Schimmelpilze, Wohngifte, schadstoffbelastetes Trinkwasser, Autoabgase etc. müssen beseitigt bzw. gemieden werden. Bei Schadstoffquellen zu Hause oder am Arbeitsplatz kann ein Sanierungsprogramm unter Umständen ziemlich umfangreich ausfallen. Denn wenn beispielsweise Holzschutzmittel, Spanplatten, imprägnierte Teppichböden, oder Ledermöbel zu den körperlichen Schadstoffbelastungen geführt haben, ist deren Beseitigung meistens mit einem größeren (Kosten-) Aufwand verbunden.

2. Die im Körper vorhandenen Schadstoffe müssen ausgeleitet wer-

den. Dies geschieht durch Entgiftungspräparate und –infusionen. Zu den häufig eingesetzten Entgiftungspräparaten zählen Chelate wie DMSA, DMPS und EDTA. Aber auch Zink, Selen, Vitamin C, Glutathion, Alpha-Liponsäure, Chlorella-Algen, Apfelpektin und Zeolithe werden begleitend eingesetzt, da die Chelate für den Körper sehr belastend sind und sich nicht wie die Nahrungsergänzungsmittel zur täglichen Einnahme eignen.

Zusätzlich können physikalische Methoden den gesamten Entgiftungsprozess effektiv unterstützen wie etwa Infrarotkabinen, Saunagänge, Elektrolyse-Fußbäder und basische Bäder als Voll- oder Fußbäder.

3. Die Entgiftungsorgane Leber, Niere und Darm müssen in ihrer Aktivität unterstützt werden. Insbesondere die Leber leistet bei einer Schwermetallbelastung Höchstleistungen und beschwert sich nicht durch Schmerzen, sondern vielmehr durch Müdigkeit, wenn ihr die Arbeit mal wieder zu viel wird. Um die Leber zu unterstützen, empfehlen sich Mariendistel und speziell auf die Leber abgestimmte Leberpräparate, die meistens Mariendistel als Inhaltsstoff enthalten.

4. Eine grundlegende Darmsanierung mit Probiotika einschließlich des Aufbaus der Darmschleimhaut aufgrund eines Leaky Gut-Syndroms und einer Bekämpfung des Candida-Hefepilzes sollte bei einem umweltmedizinisch angelegten Behandlungskonzept nicht fehlen. Denn solange der Darm nicht wieder in sein gesundes Gleichgewicht mit einem ausgewogenen Bakterienmilieu geführt wird, lassen sich bestimmte Beschwerdebilder nicht erfolgreich behandeln. Durch die Darmsanierung profitiert insbesondere die Verdauung, sodass sich Reizdarm, Blähungen und Verstopfungen nach einigen Monaten deutlich bessern. Häufig bilden sich hierdurch auch Nahrungsmittelunverträglichkeiten zurück, sowie Symptome, die nicht unmittelbar mit dem Darm in Verbindung zu stehen scheinen, wie unter anderem bleierne Müdigkeit, Haarausfall, Gelenkschmerzen und Hautausschläge.

5. Patienten mit Schwermetallbelastungen weisen oftmals gravierende Nährstoffmängel auf. Diese sollten von dem behandelnden Therapeuten überprüft werden, sodass ein Ausgleich durch entsprechende Nahrungsergänzungsmittel erfolgen kann. Erfahrungsgemäß betrifft dies insbesondere die Vitamine B6, B12, C und D, Magnesium, Aminosäuren, Fettsäuren (Omega 3 und Omega 6), Spurenelemente, Q10, Zink und Eisen.

6. Die Ernährung sollte sich auf die verträglichen Nahrungsmittel beschränken. Wer z. B. von einer Fructoseintoleranz betroffen ist, und trotzdem Obst isst, reizt nicht nur permanent die Darmschleimhaut, sondern fordert und belastet das Immunsystem unnötig. Gleiches gilt für Laktose- Gluten- und Histaminintoleranzen sowie durch Nahrungsmittelunverträglichkeitstests ermittelte Lebensmittel, die der Körper nicht vertragen kann. Die verzehrten Lebensmittel sollten möglichst ohne Konservierungs- und Zusatzstoffe verarbeitet sein.

7. Auch der Säure-Basen-Haushalt wird in der Umweltmedizin oftmals mit einbezogen. Hierbei wird der Körper mit Hilfe von entsäuernden Präparaten, Basenbädern, Basenwickeln und basischer Ernährung wieder in einen ausgewogenen Säure-Basen-Haushalt geführt.

8. Wenn eine Schadstoffbelastung in Kombination mit einer chronischen Infektion auftritt, sollte eine Unterstützung des Immunsystems erfolgen. Je nach Bakterien- oder Virustyp sollte dieser Mitbewohner beseitigt werden. Es gibt einige naturheilkundliche Methoden, aber in Einzelfällen kann eine antibiotische Behandlung oder ein Antivirenmittel unverzichtbar sein. Wenden Sie sich diesbezüglich unbedingt an einen erfahrenen Therapeuten.

Das Thema „Entgiften" ist sehr komplex, und es ist zu empfehlen, sich diesbezüglich an einen entsprechend erfahrenen Therapeuten zu wenden. Eine Umwelterkrankung kann jedoch nur so gut therapiert werden, wie der Patient auch selbst bereit ist, mitzuwirken. Dabei geht es besonders darum, die belastenden Schadstoffe zu vermeiden, sowie für eine gesunde Lebensweise und ausgewogene und nährstoffreiche Ernährung zu sorgen. Um sich selbst in dieses sehr komplexe Thema einzufinden, sich auf den entsprechenden Arztbesuch besser vorzubereiten und zu verstehen, worauf es ankommt, wieder gesünder zu werden, ist mein Buch „Entgiften von A-Z" sehr zu empfehlen.

Darin erfahren Sie, wo tatsächlich die gefährlichsten Giftstoffe lauern, und wie diese Ihre Gesundheit beeinträchtigen. Lesen Sie auch, mit welchen Methoden Sie sich erfolgreich von Schadstoffen befreien können. Und wenn Sie noch nicht wissen sollten, ob Ihre Erkrankung aufgrund einer Schadstoffbelastung entstanden ist, erfahren Sie in diesem Buch, wie Sie eine Belastung diagnostizieren lassen können.

Viele Entgiftungsmethoden können selbständig Zuhause durchgeführt werden, dies ist auch empfehlenswert. Allerdings ist eine ganzheitliche Entgiftung und Beseitigung vorhandener Schadstoffe, wie etwa eine Amalgamentfernung, eine komplizierte Angelegenheit und gehört somit unbedingt in professionelle Hände. Idealerweise wenden Sie sich in dieser Situation an einen Umweltzahnmediziner.

Darmsanierung - eine wichtige Therapiegrundlage bei vielen Fibromyalgie-Patienten

Eine naturheilkundlich orientierte Therapie der Fibromyalgie beinhaltet sehr oft eine Darmsanierung. Dies ist dann der Fall, wenn eine Candida-Infektion, eine gestörte Darmflora (Dysbakterie) und/oder ein Leaky Gut Syndrom vorliegen. Diese Umstände führen häufig zu zahlreichen Symptomen, auch Nahrungsmittelintoleranzen stehen hiermit oft in Verbindung. Ziel einer Darmsanierung ist es immer, die im Darm angesiedelte Bakterienflora wieder in ihr Gleichgewicht zu bringen. Eine erkrankte Darmflora verfügt über zu wenige gesunde und zu viele gesundheitsschädliche Darmbakterien. Häufig geht dieser Zustand einher mit einer durchlässigen Darmschleimhaut (Leaky Gut) und einer Candida-Infektion.

Diese Komplexität erfordert ein entsprechend vielschichtiges Behandlungskonzept, sodass eine Darmsanierung immer auf mehreren Therapiesäulen basiert. Je nach persönlicher „Darm-Situation" ist es

erforderlich, sogenannte probiotische und möglicherweise auch prä-
biotische Präparate anzuwenden. Diese enthalten hochdosierte Darmbakterien, die sich im Darm ansiedeln und die schädlichen Darmbe-
wohner verdrängen sollen.

Damit sich diese zugeführten Darmbakterien erfolgreich ansiedeln
können, sind verschiedene Voraussetzungen erforderlich. Insbesondere betrifft dies das Darmmilieu, das nicht zu alkalisch sein darf
(pH-Wert ca. 6,5), weil sich die nützlichen Darmbakterien sonst nicht
ansiedeln können. Darüber hinaus ist auch die Verfügbarkeit ausreichender Mineralstoffe auf Citratbasis erforderlich.

Da ein ausgewogenes Verhältnis zwischen den nützlichen Bakterien
der Säuerungsflora und Fäulnisflora anzustreben ist, sollten die Präparate mehrere verschiedene Stämme der Laktobakterien und Bifidobak-
terien enthalten. Die meisten erhältlichen Präparate bestehen jedoch
aus nur einer geringen Anzahl unterschiedlicher Bakterienstämme.

Darüber hinaus ist eine gesunde Ernährungsweise maßgeblich am Erfolg einer Darmsanierung beteiligt. So sollte die Ernährung viele bal-
laststoffreiche Lebensmittel enthalten, damit der Stuhlgang regelmäßig
erfolgen kann. Wenn eine Candida-Infektion vorliegt, wovon in den
meisten Fällen bei einer Dysbiose auszugehen ist, sollte auf zuckerhaltige Lebensmittel verzichtet werden.

Auch die Berücksichtigung bekannter Nahrungsmittelintoleranzen
ist für den Behandlungserfolg von großer Bedeutung.

Solange die jeweiligen Lebensmittel trotz der Unverträglichkeit verzehrt werden, begibt man sich in einen Kampf gegen Windmühlen,
weil hierdurch eine ständige Reizung der Darmschleimhaut stattfindet,
und außerdem das Abwehrsystem permanent herausgefordert wird.

Eine Darmsanierung erfordert viel Geduld, Disziplin und Durchhaltevermögen. Sie ist nicht in wenigen Wochen erledigt, sondern in der
Regel ein längerfristiger Prozess. Wie lange die Behandlung dauern
wird, ist vom Mitwirken des Patienten abhängig, aber auch von der
Schwere der geschädigten Darmflora.

Weitere Informationen lesen Sie in meinem Buch „Erfolgreiche
Darmsanierung".

Beseitigung der Müdigkeit und Erschöpfung

Die mit der Fibromyalgie einhergehende Müdigkeit und Erschöpfung ist für die Betroffenen in mehrfacher Hinsicht eine große Belastung, mit der sie sich meistens alleingelassen fühlen.

Auch im Praxisalltag zeigt sich dies allzu oft, denn viele Therapeuten nehmen den hierdurch auftretenden Leidensdruck nicht immer ernst. Und wenn doch, dann scheitert es in vielen Fällen an einer effektiven Therapie, denn leider gibt es kein „Patentrezept", mit dem bei jedem Patienten sichergestellt werden kann, dass die verlorene Lebensenergie wieder aktiviert wird.

Meistens sind viel Geduld und Ausprobieren unerlässlich, bis schließlich ein dauerhafter Erfolg verzeichnet werden kann. Und dennoch verlaufen bei einigen Patienten die Therapieversuche nicht so erfolgreich wie erhofft. Welche Behandlungen herangezogen werden, ist einerseits von den Therapieschwerpunkten des Arztes oder Heilpraktikers abhängig, andererseits aber auch von dessen Erfahrungen im Umgang mit extremen Erschöpfungszuständen.

Eine der häufigsten Maßnahmen besteht in der Verabreichung bestimmter Nahrungsergänzungsmittel, von denen bekannt ist, dass sie zu mehr Energie verhelfen können. Ein Teil der Fibromyalgie-Patienten erfährt allein schon durch diese Präparate eine spürbare Verbesserung ihrer Lebensqualität, aber nicht bei allen kommt es zu zufriedenstellenden Ergebnissen.

Wenn dies der Fall ist, ist es an der Zeit, sich auf die Suche nach den tatsächlichen Auslösern der Erschöpfung zu begeben. Bei einem so vielschichtigen Krankheitsbild wie der Fibromyalgie ist dies allerdings kein leichtes Unterfangen. Die Energielosigkeit kann zahlreiche verschiedene Ursachen haben, manchmal ist es nur ein Auslöser, manchmal aber auch eine Kombination mehrerer Faktoren. Um dies herauszufinden, ist nicht nur eine erweiterte Diagnostik erforderlich, sondern es bedarf auch viel Aufmerksamkeit und Beobachtung durch den Patienten selbst.

Zu den bekanntesten Auslösern, die für die Energielosigkeit bei Fibromyalgie-Patienten verantwortlich sind, gehören chronische Bakterien-, Viren- und Pilz-Infektionen. Diese bringen mit sich, dass sich das Immunsystem in einem permanenten Abwehrkampf befindet, infolgedessen der Organismus geschwächt wird.

Um der Ursache der Erschöpfung auf die Spur zu kommen, sollte die Diagnostik idealerweise auch eine Abklärung einer eventuellen Schilddrüsenerkrankung (insbesondere Hashimoto und Schilddrüsenunterfunktion), Hormonstörung, Nebennierenunterfunktion und eines HWS- oder Schädeltrauma beinhalten. Schließlich sollte auch die Schlafqualität genauer hinterfragt werden, denn auch das Ausmaß von Schlafmangel kann die Tagesmüdigkeit und Fatigue verstärken.

Darüber hinaus spielen häufig Nahrungsmittelintoleranzen und -allergien eine große Rolle. Hier kann allein schon ein einziges unverträgliches Lebensmittel zu einer extremen Erschöpfung führen. Wenn beispielsweise jemand trotz einer Glutenintoleranz weiterhin glutenhaltiges Getreide verzehrt oder trotz einer Milchzuckerunverträglichkeit Quark, Joghurt und Sahne isst, dann führt dies bei manchen Menschen zu einer extremen Energielosigkeit. Häufig tritt diese unmittelbar nach dem Verzehr auf, aber auch einige Stunden später sind Symptome möglich. Weitere Informationen lesen Sie in dem Kapitel „Nahrungsmittelintoleranzen".

Auch ein stark schwankender Blutzuckerspiegel kann zu Erschöpfungsattacken führen. Um einen möglichst ausgeglichenen Blutzuckerspiegel zu erreichen, sind Lebensmittel mit einem niedrigen glykämischen Index zu bevorzugen. Hierzu eignen sich Vollkornprodukte, Gemüse und Eiweißprodukte.

Ein Aspekt, der zur Erschöpfung und Müdigkeit führen kann, wird allzu oft vernachlässigt, obwohl er eigentlich so naheliegend ist. Keine Wirkung ohne Nebenwirkung – so werden Medikamente oftmals beschrieben, und eine häufig auftretende Nebenwirkung diverser Arzneimittel ist unerwünschte Müdigkeit. Auch Konzentrationsmangel, Energieverlust und Erschöpfung sind in so manchen Beipackzetteln zu lesen.

Sofern Sie Medikamente einnehmen, werfen Sie also einen Blick in die Packungsbeilage. Sollte sich der Verdacht bestätigen, dass Ihre Kraftlosigkeit mit einem Arzneimittel in Verbindung steht, besprechen Sie dies mit Ihrem behandelnden Arzt. Vielleicht lässt sich die Dosierung reduzieren oder auf ein anderes Präparat ausweichen.

Versuche, die Erschöpfung mit vermeintlichen Muntermacher-Getränken in den Griff zu bekommen, gehen übrigens meistens „nach hinten los". Der anfänglich auftretende Energieschub nimmt in der Regel ein abruptes Ende, sodass die Erschöpfungsphase umso tiefer und länger ausfallen kann. Außerdem werden im Laufe der Zeit immer größere Mengen benötigt, um überhaupt noch einen kurzfristigen Energieschub erreichen zu können.

Wesentlich erfolgversprechender sind hingegen Präparate, die in der Lage sind, an der Wurzel der Erschöpfung anzusetzen, indem der Spiegel des sogenannten ATP (*Adenosintriphosphat*) erhöht wird.

Jede Körperzelle enthält winzige Kraftwerke, die Mitochondrien, die maßgeblich an der Energieproduktion des Körpers beteiligt sind und die für die Produktion von ATP zuständig sind. Je mehr ATP erzeugt wird, umso mehr Energie ist vorhanden. Im Umkehrschluss bedeutet dies, dass Erschöpfung und Energielosigkeit auftreten, wenn zu wenig ATP vorhanden ist. Durch die Zufuhr bestimmter Substanzen, von denen einige nachfolgend vorgestellt werden, kann die Produktion von ATP aktiviert werden, sodass sich die Energielosigkeit häufig spürbar verbessert.

Anpassung des Alltags

Wenn man von einer extremen Erschöpfung betroffen ist, steckt man in einer nervenaufreibenden Zwickmühle. Da ist auf der einen Seite die Energielosigkeit, die einem die körperlichen Grenzen auf sehr anschauliche Weise zeigt. Und da ist auf der anderen Seite der große Wunsch, dass man doch eigentlich so viele Dinge erleben und erledigen möchte. Doch selbst die einfachsten Erledigungen erscheinen an manchen Tagen als unüberwindbare Hürde. Ein riesiger Berg steht vor einem, und man kann ihn unmöglich erklimmen.

Je länger diese Situation andauert, umso belastender wird sie für den Alltag. Man liegt abends völlig erschöpft vom Nichtstun und Grübeln schachmatt im Bett. Frustriert stellt man fest, dass man schon wieder nichts erledigt hat, was man sich eigentlich für den heutigen Tag vorgenommen hatte.

Doch nicht jeder Tag ist gleich schlecht. An manchen Tagen, oder manchmal auch nur stundenweise, ist es möglich, Dinge ruckzuck zu erledigen. Da jedoch nicht jeder Tag gleich schlecht ausfällt, sollte man flexibel auf das schwankende Leistungsvermögen des Körpers reagieren und den Alltag den körperlichen Umständen anpassen. Hat man einen guten Tag, erledigt man etwas mehr als sonst. Umgekehrt sollte an einem schlechten Tag die Anforderung an den Körper reduziert werden. Die Akzeptanz, dass diese Schwankungen auftreten können, ist ein wichtiger Schlüssel zu mehr Zufriedenheit.

Erledigen Sie an den schlechten Tagen nur die Dinge, die sie nicht überfordern, und gönnen Sie sich möglichst viele Ruhephasen. Schalten Sie das schlechte Gewissen ab, wenn der Tag nicht so produktiv endet, wie eigentlich erhofft. Ärgern Sie sich nicht über sich selbst, wenn die vorgenommenen Aufgaben nicht erledigt werden konnten, sondern akzeptieren Sie es. Morgen ist auch noch ein Tag, vielleicht klappt es dann schon viel besser.

Für einige Personen ist es sehr hilfreich, trotz oder gerade wegen der Erschöpfung einen geregelten Tagesrhythmus mit einem festen Ablauf zu planen. Dabei werden über den Tag verteilt feste und kurz andauernde Ruhepausen eingelegt und das Arbeitspensum an den aktuellen körperlichen Zustand angepasst.

Atmung

Manchmal sind es die augenscheinlich banalen Dinge, die zu einer spürbaren Verbesserung des Energieniveaus führen können, wie beispielsweise eine verbesserte Atmung.

Menschen, die sich nicht viel bewegen, atmen nur sehr oberflächlich. Bei überwiegend sitzenden Tätigkeiten und Bewegungsmangel werden die Lungen nur unzureichend gefordert. Wenn man hauptsächlich sitzt, wird nicht mehr als ein Zehntel der verfügbaren Lungenkapazität genutzt. Durch bewussteres und tieferes Atmen kann man dem entgegenwirken und somit dafür sorgen, dass der Körper mit mehr

Sauerstoff versorgt wird.

Als Übung eignet sich lautes Vorlesen. Man versucht dabei, möglichst viel Text mit nur einem einzigen Atemzug zu schaffen. Je öfter man Vorleseübungen macht, umso mehr Text wird im Laufe der Zeit mit einem Atemzug möglich.

Weitere Maßnahmen zur Linderung der Erschöpfung:

- ausreichend, aber nicht zu viel Schlaf (ideal sind 7 - 8 Stunden)
- körperliche Aktivität entsprechend der körperlichen Verfassung
- eine regelmäßige Tagesrhythmik
- kurze Ruhepausen auf den Tag verteilt
- nährstoffreiche Ernährung mit Berücksichtigung der persönlichen Verträglichkeiten
- Verzicht auf aufputschende Substanzen (z. B. Koffein)
- Vermeiden von Umgebungstemperaturen von mehr als 22 °C

Nahrungsergänzungsmittel für mehr Energie:

Q10 (Ubichinon)

Wie wichtig Q10 ist, zeigt sich schon allein an der Äußerung des bekannten Vitalstoffexperten und Nobelpreisträgers Linus Pauling. Für ihn war seinerzeit die Entdeckung von Q10 eine der wichtigsten in der Ernährungswissenschaft der letzten Jahrzehnte.

Q10 ist ein sogenanntes Co-Enzym und nimmt eine Schlüsselposition bei zahlreichen Stoffwechselprozessen ein. Besonders der Energiestoffwechsel wird sehr stark durch Q10 beeinflusst, sodass eine ausreichende Versorgung mit Q10 für ein optimales Leistungsniveau sorgen kann. Dies wird unter anderem darauf zurückgeführt, dass die Aktivität der Mitochondrien in den Zellen besonders stark durch Q10 gesteigert werden kann.

Ein gesunder Organismus ist in der Lage, mithilfe einer nährstoffreichen Ernährungsweise die notwendige Q10-Menge selbst zu produzieren. Doch bestimmte Umstände in der heutigen modernen Lebensweise tragen dazu bei, dass eine ausreichende Q10-Versorgung nicht mehr automatisch sichergestellt ist. Faktoren wie Stress, Krankheiten und nährstoffarme Ernährung führen dazu, dass zu wenig Q10 gebildet wird. Auch mit zunehmendem Alter lässt die körpereigene Produktion merklich nach.

Als Folge des Q10-Mangels lässt das Energieniveau kontinuierlich nach, was sich in Erschöpfung, schneller Ermüdung und einem herabgesetzten Leistungsniveau bemerkbar macht. Darüber hinaus können sich diverse gesundheitliche Probleme entwickeln, allen voran betrifft dies Beeinträchtigungen der Herzgesundheit, weil das Herz ganz besonders von einer ausreichenden Q10-Versorgung abhängig ist. Dieser Zusammenhang zeigt sich beispielsweise an der Tatsache, dass in Japan Herzpatienten häufig mit Q10-Präparaten behandelt werden.

Nicht nur in Japan, sondern inzwischen auch in vielen anderen Ländern, gehört die Verabreichung von Q10-Präparaten zur Behandlung diverser Krankheitsbilder. Auch viele Fibromyalgie-Patienten profitieren inzwischen von den wertvollen Eigenschaften des Q10. Hier ist es besonders die häufig beklagte Erschöpfung, die durch Q10 spürbar reduziert werden kann.

Wenn Patienten mit einer chronischen Erschöpfung (CFS) täglich eine Dosierung von 100 mg erhalten, tritt bei vielen von ihnen eine spürbare Symptomverbesserung ein.

Derartige Erfolge sind sogar durch Studien belegt, u. a. durch die amerikanische Universität Iowa, bei deren Studie 69 % der Teilnehmer eine Linderung ihrer chronischen Erschöpfung erzielten. Dieser Wirkmechanismus wird darauf zurückgeführt, dass Q10 ein wichtiger Vitalstoff für die mitochondriale Energiebereitstellung ist.

Darüber hinaus hat Q10 eine positive Wirkung auf das Immunsystem, was im Hinblick bei häufig vorliegenden Infektionen bei der Fibromyalgie ein weiterer interessanter Aspekt ist. Diskutiert wird inzwischen auch ein Behandlungseffekt von Q10 bei depressiven Stimmungen. Somit könnten Fibromyalgie-Patienten hier einen weiteren Nutzen durch Q10 erfahren.

L-Glutathion

Obwohl L-Glutathion über viele sehr wertvolle Eigenschaften verfügt, und sich dies auch bei der Fibromyalgie in mehrfacher Hinsicht günstig auf den Krankheitsverlauf auswirken kann, ist es kein Bestandteil der gängigen Behandlungskonzepte. Anders sieht dies aus, wenn sich Fibromyalgie-Patienten in umweltmedizinischer Therapie befinden, denn hier ist L-Glutathion ein sehr bekanntes und hochgeschätztes Präparat. Von einigen Experten wird L-Glutathion als das wichtigste wasserlösliche Antioxidanz bezeichnet, was erahnen lässt, mit was für einer wertvollen Substanz wir es hier zu tun haben.

Auf die Fibromyalgie bezogen sind besonders die Wirkmechanismen des L-Glutathions von großem Wert, die sich auf die Steigerung des Immunsystems und die Selbstheilungskräfte des Körpers beziehen. Darüber hinaus spielt L-Glutathion auch eine wesentliche Rolle bei der Aufrechterhaltung der Leistungsfähigkeit. So wird L-Glutathion inzwischen häufig verabreicht, um verloren gegangene Energie zurückzugewinnen.

Ein L-Glutathionmangel äußert sich zwar durch unterschiedliche Symptome, jedoch gilt Erschöpfung als das Leitsymptom. Zurückgeführt wird dies darauf, dass die Mitochondrien durch den L-Glutathionmangel nicht mehr in der Lage sind, ausreichend ATP (*Adenosintriphosphat*), zu produzieren. Dieses jedoch ist erforderlich, damit der Körper Energie produzieren kann.

Wird dem L-Glutathionmangel durch die Verabreichung entsprechender Präparate entgegengewirkt, führt dies zu einer verbesserten Funktion der Mitochondrien, was eine Aktivierung der ATP-Produktion und somit eine Leistungssteigerung nach sich zieht.

Fibromyalgie-Patienten mit einer Schwermetallbelastung profitieren schließlich noch durch einen weiteren Wirkmechanismus des L-Glutathions, weil es die Ausscheidung von Schadstoffen unterstützt.

NADH

NADH (*Nicotinamid-Adenin-Dinucleotid*) wird auch als „Coenzym 1" bezeichnet. Es kommt in allen lebenden Zellen vor, die körpereigene Produktion nimmt im Alter von 30 Jahren kontinuierlich ab. Bei der Energiegewinnung des menschlichen Organismus ist NADH von großer Bedeutung. Je mehr NADH in den Zellen vorhanden ist, umso mehr Energie steht zur Verfügung. Ein Mangel an NADH zeigt sich somit durch Energielosigkeit und Müdigkeit. Den höchsten NADH-Gehalt weisen das Herz, Gehirn und die Muskeln auf. Für viele naturheilkundlich orientierte Therapeuten ist NADH inzwischen ein probates Mittel, um starke Erschöpfung zu lindern, aber auch bei der Behandlung anderer Krankheitsbilder kommt es immer häufiger zum Einsatz. Da es sich sehr günstig bei Depressionen auswirkt und das Immunsystem gestärkt wird, ist NADH bei der Fibromyalgie in mehrfacher Hinsicht ein empfehlenswertes Nahrungsergänzungsmittel.

D-Ribose

Wenn es um Leistungssteigerungen geht, sind Sportler meistens besonders gut informiert und allen anderen einen Schritt voraus, insbesondere wenn es um Nahrungsergänzungsmittel geht. So ist D-Ribose ein häufig eingesetztes Mittel, das in der Sportlerszene seinerzeit zu den gut gehüteten Geheimnissen gehörte.

D-Ribose ist eine Zuckerart und ein unverzichtbarer natürlicher Bestandteil für den Körper, um Energie erzeugen zu können. Ohne D-Ribose kann in den Zellen kein ATP produziert werden, und ohne ATP ist keine Energie möglich. Auch um verbrauchtes ATP wieder aufzubauen, ist D-Ribose essentiell. Somit wird D-Ribose auch als Treibstoff zur Energiegewinnung bezeichnet. Durch die Einnahme von D-Ribose als Nahrungsergänzungsmittel wird der Körper in die Lage versetzt, auf natürliche Weise sein Energielevel zu steigern, indem der ATP-Spiegel schnell erhöht wird. Dieser Wirkmechanismus ergreift das Problem von chronischer Erschöpfung quasi an der Wurzel. Und er erklärt, warum es oftmals zu deutlicheren Verbesserungen führt als andere Nahrungsergänzungsmittel. Studien haben schon vor 20 Jahren gezeigt, dass sich D-Ribose sehr positiv auf die Herzgesundheit auswirken und zu deutlicher Leistungssteigerung führen kann. Bei der Behandlung von Erschöpfung und chronischer Müdigkeit wird D-Ribose erst seit wenigen Jahren eingesetzt.

D-Ribose ist als Pulver und Kapseln erhältlich. Das Pulver kann in heiße oder kalte Getränke oder Joghurt eingerührt werden.

Schlafstörungen beseitigen

Um Schlafstörungen am erfolgreichsten zu bekämpfen, sollte möglichst die Ursache herausgefunden werden. Allerdings ist dies zugegebenermaßen leider alles andere als einfach.

Wenn man sich jedoch bewusst macht, was für eine fantastische „Belohnung" am Ende auf einen wartet, indem man nämlich wieder in aller Ruhe schlafen, träumen und sich erholen kann, sodass man morgens mit frischer Energie in einen neuen Tag startet, dann ist dies doch die Mühe wert, sich ein bisschen auf die Ursachenforschung der Schlafstörungen zu begeben.

Am einfachsten ist es natürlich, wenn man sich zunächst mit den naheliegendsten Ursachen beschäftigt und diesen auf den Grund geht. Die Fibromyalgie bringt es mit sich, dass häufig ein täglicher bunter Medikamentencocktail kombiniert mit Nahrungsergänzungsmitteln eingenommen wird. Ganz im blinden Vertrauen auf den behandelnden Arzt schluckt man munter runter, was dieser für richtig hält – ohne selbst einen Blick in den Beipackzettel zu werfen.

Manchmal liegt das Einfache so nahe, dass man einfach nicht drauf kommt. Also schauen Sie erstmal in den Beipackzetteln nach, ob dort möglicherweise Schlafstörungen als Nebenwirkungen aufgeführt werden. Doch auch wenn keine Schlafstörungen genannt werden, ist nicht sichergestellt, dass nicht doch die Medikamente für die schlaflosen Nächte sorgen. Hier kann ein Versuch weiterführen, die Dosis zu verringern – allerdings nur nach Rücksprache mit dem behandelnden Arzt und nicht in Eigenregie!

Schlafmanagement

Oftmals kann auch ein sogenanntes Schlafmanagement dazu verhelfen, Schlafstörungen in den Griff zu bekommen.

- Sorgen Sie für einen geregelten Tages- und Nachtrhythmus, sodass Sie jeden Tag um die gleiche Uhrzeit schlafen gehen und morgens zur gleichen Zeit aufstehen.
- Reduzieren Sie Ihren Koffein- und Alkoholkonsum. Ab Spätnachmittag sollten Sie ganz darauf verzichten.
- Regelmäßige Bewegung fördert die Schlafqualität. Ab 3 Stunden vor dem Schlafengehen sollten Sie jedoch auf sportliche Aktivitäten verzichten, weil dies den Einschlafmodus behindern kann.
- Wenn möglich, sollten Sie tagsüber auf Schlafpausen verzichten, weil dies den Nachtschlaf beeinträchtigen kann. Wenn die Erschöpfung so groß ist, dass Sie glauben, den Tag nicht ohne eine Schlafpause überstehen zu können, schlafen Sie tagsüber nicht länger als eine Stunde. Stellen Sie sich sicherheitshalber einen Wecker.
- Sorgen sie dafür, dass das Schlafzimmer, ruhig, dunkel und nicht zu warm oder zu kalt ist.

Bei Fibromyalgie werden z. B. folgende schlafverbessernde Medikamente verordnet:
Bei gravierenden Schlafstörungen können medikamentöse Unterstützungen für eine Übergangszeit angezeigt sein. Wichtig ist jedoch, dass man immer im Auge behalten sollte, dies niemals als Dauerlösung zu akzeptieren. Eine Alternative, bei der eine längerfristigere Einnahme als vertretbar angesehen werden kann, ist die Einnahme von *Amitriptylin*. Dieses verschreibungspflichtige Medikament wird in höheren Dosen eigentlich zur Behandlung von Depressionen verwendet. Es ist aber auch in der Lage, schmerzlindernd und schlafverbessernd zu wirken, und somit sind gleichzeitig verschiedene typische Fibromyalgie-Symptome abdeckt.

Amitriptylin ist eines der wenigen Schlafmittel, bei denen keine Gefahr von Abhängigkeit gegeben sein soll. Dieses Medikament kann jederzeit ziemlich problemlos im Ausschleichverfahren durch eine kontinuierliche Dosisreduzierung abgesetzt werden. Ein weiterer positiver Aspekt dieses Medikaments im Zusammenhang mit Fibromyalgie besteht darin, dass es die Konzentration von Serotonin im Gehirn erhöht.

Bei einer Histaminintoleranz sollte möglicherweise von der Einnahme von Amitriptylin abgesehen werden, da es sich negativ auf die Histaminbilanz im Körper auswirkt.

Auch *Trimipramin* kann zur Behandlung von Schlafstörungen gegeben werden. Dieses hat im Vergleich zu Amitriptylin einen stärker schlaffördernden Effekt und kann besonders fein dosiert werden. Als Nebenwirkungen sowohl bei Amitriptylin als auch bei Trimipramin können ein trockener Mund oder Durstgefühl auftreten. Bei einigen Patienten kommt es auch zu einer Gewichtszunahme.

Schlaffördernde Nahrungsergänzungsmittel

Melatonin

Melatonin ist ein körpereigenes Hormon, das maßgeblich an der Regulation des Tag-Nacht-Rhythmus und am Einschlafen und Aufwachen beteiligt ist. Die Ausschüttung des Melatonins wird durch Dunkelheit angeregt, infolgedessen der Melatoninspiegel ansteigt. Steht dem Körper zu wenig Melatonin zur Verfügung, kann dies zu einer spürbaren Beeinträchtigung der Schlafqualität führen. Wenn die Schlafstörungen auf einen Melatoninmangel zurückzuführen sind, lassen sich diese relativ einfach beheben durch die Einnahme von Melatonintabletten. Während viele andere schlaffördernde Präparate dazu führen, dass man zwar gut durchschläft, aber morgens nur unter großen Anstrengungen aufstehen kann, fällt dies mit Melatonin meistens leichter. Melatoninpräparate gibt es in unterschiedlichen Dosierungen, was den großen Vorteil hat, dass man mit kleinen Dosierungen beginnen kann, um sich an die persönlich passende Menge heranzutasten. Je nach Ausprägung der Schlafstörungen kommen Dosierungen zwischen 0,3 mg und 6 mg in Betracht.

5-HTP (5-hydroxytryptophan)

5-HTP gehört noch zu den eher unbekannten Nahrungsergänzungsmitteln. Dabei kann es gerade bei Fibromyalgie in mehrfacher Hinsicht gute Dienste leisten. Indem 5-HTP in der Lage ist, den Serotonin-Spiegel zu erhöhen, wird nicht nur eine verbesserte Stimmung erreicht, sondern auch eine verbesserte Schlafqualität. Dies wird darauf zurückgeführt, dass Serotonin unter anderem für einen geregelten Schlaf-Wach-Rhythmus zuständig ist.

Ornithin

Ornithin ist eine natürliche Aminosäure, die in Lebensmitteln wie Fisch, Fleisch, Eier und Milchprodukten vorkommt. Ornithin macht müde und schläfrig, allerdings reichen die in den Lebensmitteln enthaltenen Mengen nicht aus, um einen schlaffördernden Effekt zu erreichen. Hierfür greift man auf entsprechend hochdosierte Nahrungsergänzungsmittel zurück. Die tägliche Dosierungsempfehlung, um Schlafstörungen zu lindern, liegt bei 500 mg täglich.

Ernährung

Ernährung hat einen überaus großen Einfluss auf die Gesundheit, im positiven wie im negativen Sinne. Während man auf der einen Seite mit nährstoffarmen und zucker- und zusatzstoffreichen Lebensmitteln der Gesundheit auf Dauer großen Schaden zufügt, kann man auf der anderen Seite mit einer hochwertigen nährstoffreichen Ernährungsweise seine Gesundheit unterstützen und unter Umständen sogar bereits vorhandene Symptome lindern. Im Prinzip sollten sich Fibromyalgie-Patienten so ernähren, wie es auch für nicht erkrankte Menschen empfohlen wird: vollwertig mit viel Obst und Gemüse, wobei der Anteil von pflanzlicher Nahrung mindestens 70% betragen sollte. Da Obst und Gemüse neben vielen anderen positiven Effekten auf die Gesundheit auch ein Lieferant von Serotonin ist, wirkt sich der regelmäßige Verzehr insbesondere mit Hinblick auf den für Fibromyalgie typischen Mangel an Serotonin günstig aus.

Der Anteil von Fett in der Nahrung sollte 20 - 30% nicht übersteigen. Dabei sind tierische Fette so weit wie möglich zu vermeiden und sollten durch pflanzliche Fette ersetzt werden. Besonders Öle mit ungesättigten Fettsäuren wie Arganöl und Leinöl sind sehr empfehlenswert. Auch Kokosöl verfügt über wertvolle Eigenschaften, die sich günstig auf die Fibromyalgie auswirken.

Besonders wirkungsvoll zeigt sich häufig die vegetarische Ernährungsweise, noch effektiver zeigt sich bei einigen Patienten sogar ein Verzicht auf alle tierischen Produkte, also auch auf Eier und Milchprodukte.

Wer dennoch nicht auf Fleisch verzichten möchte, sollte dies nicht öfter als ein- bis zweimal pro Woche verzehren, aber auch hierbei Schweinefleisch möglichst meiden. Stattdessen sind Bio-Geflügel und Fischsorten mit ungesättigten Fettsäuren wie Makrelen und Lachs zu bevorzugen. Auf zuckerhaltige Nahrungsmittel ist so weit wie möglich zu verzichten.

Neben der Bedeutung einer nährstoffreichen Ernährungsweise wird oft vernachlässigt, dass bei der Fibromyalgie im Hinblick auf die Ernährung auch auf weitere Aspekte zu achten ist. So können die im Zuge der Fibromyalgie auftretenden Gelenkschmerzen Einschränkungen des Kau- und Schluckvorgangs mit sich bringen, was wiederum zu Problemen beim Zerkleinern der Nahrung führt. Der Verzehr bestimmter Lebensmittel wird dann anstrengend und manchmal auch unmöglich. Dies hat zur Folge, dass man auf andere, oftmals weniger nährstoffhaltige Nahrungsmittel, ausweicht.

Stattdessen kann ein vorheriges Zerkleinern oder Zerreiben mit Hilfe von Küchengeräten Abhilfe schaffen, um den Verzehr zu erleichtern. Eine ideale Möglichkeit, sich trotz Einschränkungen des „Kauwerkzeugs" hochwertig zu ernähren und den Körper mit vielen Nährstoffen zu versorgen, bieten grüne und fruchtige Smoothies. Diese lassen sich mit einem Küchenmixer im Handumdrehen selbst herrichten, indem zahlreiche Obst- und Gemüsesorten zu einem zähflüssigen Getränk vermischt werden.

Die Zerkleinerung von Lebensmitteln hat außerdem den Vorteil, dass hierdurch der Verdauungsvorgang erleichtert wird. Dies ist insbesondere im Hinblick darauf wichtig, dass der Magen-Darm-Trakt bei vielen Fibromyalgie-Patienten beeinträchtigt ist. Viele von ihnen leiden an Beschwerden wie Aufstoßen, Völlegefühl, Sodbrennen, Blähungen, Durchfall oder Verstopfung. Um diese Beschwerden zu lindern, helfen einerseits Aufgüsse oder Tees aus Kümmel, Fenchel, Pfefferminze oder Zitronenmelisse.

Wenn die Verdauungsprobleme jedoch immer wieder in Erscheinung treten, sollte man sich auf die Ursachensuche begeben, die in diesem Buch mehrfach beschrieben wird. Relevant sind hier besonders Nahrungsmittelintoleranzen, eine gestörte Darmflora und eine Candida-Hefepilz-Infektion.

Um die Darmflora positiv zu beeinflussen, sind auch Joghurtprodukte mit rechtsdrehender Milchsäure zu empfehlen. Besonders sinnvoll ist allerdings eine umfangreiche Darmsanierung mit prä- und probiotischen Präparaten.

Was Kaffee anbelangt, so müssen Fibromyalgie-Patienten nicht gänzlich darauf verzichten, eine Reduktion ist allerdings zu empfehlen. Denn viele Betroffene neigen dazu, zu viel Kaffee zu trinken, um die Müdigkeit zu überwinden, die typischerweise mit der Krankheit einhergeht. Das führt dann oft zu einer zusätzlichen Reizung des Magens und der ohnehin schon so strapazierten Darmschleimhaut. Außerdem ist im Hinblick auf den Säure-Basen-Haushalt der Verzehr von Kaffee einzuschränken.

Stattdessen kann ein belebender Effekt mit grünem Tee erreicht werden. Wenn Sie den Tee nur kurz ziehen lassen (weniger als drei Minuten), wirkt der Tee zwar anregend, reizt dabei aber nicht den Magen.

Auch andere Lebensmittel, durch welche die Reizbarkeit des Magen-Darm-Traktes erhöht wird, sollten grundsätzlich vermieden werden. Dazu gehören scharfe und übermäßig fette Speisen, aber auch künstliche Süßstoffe, Geschmacksverstärker sowie Konservierungs- und Farbstoffe.

Gewichtsmanagement

Da überproportional viele Fibromyalgie-Patienten von Übergewicht betroffen sind, ist das Gewichtsmanagement häufig ein wichtiger Bestandteil im Therapiekonzept.

Übergewicht hat verschiedene Ursachen, und so wie man eine Krankheit am erfolgreichsten bekämpft, wenn man ihre Ursache kennt, so ist es auch bei Übergewicht am erfolgversprechendsten, wenn man die Ursache kennt und damit „das Übel an der Wurzel packt", und das liegt allzu oft an den zu großen Kalorienmengen.

Die meisten Erwachsenen benötigen eine tägliche Kalorienzufuhr von 2.000 bis 3.000 Kalorien. Je nach Geschlecht, Körpergröße und körperlicher Aktivität sind individuelle Gegebenheiten zu berücksichtigen. Was vielfach nicht bedacht wird, ist die Tatsache, dass Frauen einen deutlich geringeren Kalorienbedarf haben als Männer.

Wenn die Kalorienmenge dem täglichen Aktivitätsniveau entspricht, und diese somit auch verbrannt werden, ist Übergewicht in den meisten Fällen nicht vorhanden. Ist dies dennoch der Fall, sollte nach dem Grund gesucht werden.

Bei Fibromyalgie-Patienten kommen bestimmte Medikamente (z. B. Antidepressiva), eine Schilddrüsenunterfunktion und Nahrungsmittelintoleranzen in Betracht. Auch eine Candida-Infektion kann relevant sein, weil durch sie Heißhungerattacken auf Süßigkeiten besonders häufig auftreten, und infolgedessen mehr Kalorien verzehrt werden als eigentlich erforderlich. Darüber hinaus tragen die im Zuge der Fibromyalgie auftretende eingeschränkte Beweglichkeit und chronische Müdigkeit zu Übergewicht bei. Wer ständig von Schmerzen betroffen ist und chronisch müde ist, reduziert seine körperlichen Aktivitäten verständlicherweise auf ein absolutes Minimum. Dadurch werden zwangsläufig weniger Kalorien verbrannt, wodurch sich das Übergewicht weiter verstärkt, wenn das Essverhalten dem niedrigeren Kalorienbedarf nicht angepasst wird.

Ein Teufelskreis wird unweigerlich in Gang gesetzt, denn je mehr das Gewicht ansteigt, umso müder und träger wird man. Infolgedessen nehmen auch die Schmerzen und Unbeweglichkeit weiter zu und eine weitere Gewichtszunahme lässt dann nicht lange auf sich warten. Bekanntermaßen sind die sportlichen Möglichkeiten bei vielen Fibromyalgie-Patienten eingeschränkt – aber eingeschränkt heißt nicht unmöglich oder dass man aufgrund der Krankheit per sé keine sportlichen Aktivitäten ausüben könnte. Gerade Fibromyalgie-Patienten profitieren sehr häufig von regelmäßiger Bewegung, wenn sie entsprechend dem individuellen Krankheitsbild stattfindet. Mithilfe eines Physiotherapeuten und erfahrenen Fitnesstrainers lassen sich die jeweiligen Möglichkeiten herausfinden. Ausführliche Informationen hierzu lesen Sie in dem Kapitel „Sport und Bewegung".

Wenn das Übergewicht in Zusammenhang mit einer zu großen Kalorienzufuhr steht, sollte diese eingeschränkt werden, um den gesamten Krankheitsverlauf der Fibromyalgie günstig zu beeinflussen. Hier ist es hilfreich, sich einen genaueren Überblick über die eigenen Ernährungsgewohnheiten zu verschaffen. Grundlage hierfür bildet das Führen eines Ernährungstagebuches, in das alle verzehrten Nahrungsmittel eingetragen werden. Mit Erstaunen stellt man dann oft fest, dass man am Ende des Tages dann doch mehr verzehrt hat als gedacht. Allein schon diverse Naschereien werden einem dadurch bewusster.

Wer sich zuvor noch nicht mit Ernährungsthemen beschäftigt hat, ist allerdings leicht überfordert. In diesem Fall sollte man professionelle Hilfe in Anspruch nehmen, und je nach Situation beteiligen sich Krankenkassen an den Kosten für entsprechende Ernährungsberatung.

Weitere naturheilkundliche Behandlungsmöglichkeiten von A - Z

Akupunktur

Bei diesem traditionellen Verfahren der chinesischen Medizin werden sehr feine Nadeln an bestimmten Akupunkturpunkten durch die Haut gepiekt, die entlang der sogenannten Meridiane angeordnet sind. Die Nadeln führen unter anderem zu einer Entspannung der Muskultur, Verbesserung des Blutflusses und einer Aktivierung der Neurotransmitter. Infolgedessen kommt es zu einer Minderung des

Schmerzempfindens und einer verbesserten Beweglichkeit, sodass sich die Akupunktur bei der Fibromyalgie günstig auswirken kann. Dies wurde unter anderem durch eine Studie der bekannten Mayo-Klinik in den USA und durch Ärzte der schwedischen Universitätsklinik Linköping belegt. Dennoch zeigt die Praxis, dass nicht alle Fibromyalgie-Patienten von der Akupunktur profitieren, sondern dass sie unter Umständen sogar kontraproduktiv wirken kann, indem sich die Schmerzen verstärken.

Baunscheidt-Therapie

Das Baunscheidtieren ist ein Therapieverfahren, das der gleichnamige Erfinder Carl Baunscheidt bereits 1884 entwickelte und heutzutage von einigen Heilpraktikern und naturheilkundlich orientierten Therapeuten eingesetzt wird. Die Therapie kommt bei unterschiedlichen Krankheitsbildern in Betracht, insbesondere jedoch bei Schmerzerkrankungen, Gicht, Rheuma, Fibromyalgie, Erkrankungen des Bewegungsapparates, Asthma, Verspannungen sowie bei Infektanfälligkeit. Bei der Fibromyalgie kann sich das Baunscheidtieren auf mehrfache Weise günstig auf das Krankheitsbild auswirken. Insbesondere kann eine Schmerzlinderung erreicht werden. Die Therapie wird mit einem sogenannten Nadelroller durchgeführt. Dieser wird auch als Lebenswecker oder Vitrilisator bezeichnet und besteht aus einer drehbaren Metallrolle, an der sich ca. 40 kleine Stahlnadeln befinden. Mit diesem handlichen Gerät rollt der Therapeut die zu behandelnden Körperregionen. In der Regel erfolgt dies links und rechts entlang der Wirbelsäule, aber auch im Nacken, auf dem Brustkorb, den Armen, Unterschenkeln und am Gesäß.

Dabei werden die Nadeln ein bis zwei Millimeter tief in die Haut gepiekt. Die obere Hautschicht wird durch diese Maßnahme leicht geöffnet, allerdings sollte kein Blut austreten. Das Pieken der Nadeln ist leicht schmerzhaft, somit kann das Baunscheidtieren bei dem einen oder anderen Fibromyalgie-Patienten als unangenehm empfunden werden.

Vor der Anwendung werden die zu behandelnden Körperbereiche gründlich mit Alkohol gereinigt, nach der Anwendung wird Baunscheidtöl aufgetragen. Dieses Öl soll eine verstärkte Durchblutung bewirken und die Haut anreizen, dass sich intensive Rötungen, kleine Bläschen, Pusteln oder Quaddeln bilden, die anfangs ein bisschen jucken. Aufgrund dieser künstlich hervorgerufenen Hautausschläge wird das Baunscheidtieren den sogenannten Hautreizmethoden zugeordnet. Für den Behandlungserfolg des Baunscheidtierens ist dies entscheidend, denn hierdurch können die im Gewebe vorhandenen Stoffwechselschlacken ausgeschieden werden. Weitere Behandlungsziele bestehen darin, dass über die Hautreflexzonen eine Anregung der inneren Organe erfolgt und die körpereigenen Abwehrstoffe aktiviert werden. Bei bestimmten Allergien und hohem Fieber wird die Baunscheidt-Therapie nicht eingesetzt.

Biofeedback

Biofeedback ist eine nebenwirkungsfreie nichtmedikamentöse Behandlungsmethode, die in der Regel begleitend zu anderen Therapien zum Einsatz kommt. Ursprünglich war Biofeedback ausschließlich in naturheilkundlich orientierten Praxen und Kliniken anzutreffen, doch immer öfter findet Biofeedback auch in der klassischen Schulmedizin Anwendung. Hier sind es insbesondere Schmerzkliniken, die auf die Wirksamkeit von Biofeedback setzen. Die bekannteste Klinik ist hier die amerikanische Mayo Clinic. In diversen Studien konnte die Wirksamkeit von Biofeedback belegt werden.

Für Fibromyalgie-Patienten ist besonders die Tatsache der möglichen Schmerzlinderung von Bedeutung. Experten verweisen sogar darauf, dass die Behandlungserfolge durch Biofeedback vergleichbar mit dem Niveau von medikamentösen Schmerztherapien sind. Sogar Patienten, die bislang therapieresistent auf andere Schmerzbehandlungen reagierten, sollen eine gute Chance haben, durch Biofeedback Linderung zu erfahren. Die durch Biofeedback erreichten Behandlungserfolge sollen bei vielen Patienten von langfristiger Dauer sein.

Ursprünglich war die Biofeedback-Therapie in der Verhaltensmedizin angesiedelt. Hier ging es eigentlich darum, sich Informationen des Körpers mit all seinen Funktionen bewusst zu machen, wie auch der Begriff „Biofeedback" zeigt, wenn man ihn aufschlüsselt. Demnach bedeutet „Bio" Lebensvorgänge und „Feedback" Rückmeldung.

Dabei werden psychophysiologische Prozesse, die in der Regel unbewusst ablaufen, durch „Feedback" (also Rückmeldungen) wahrnehmbar gemacht. Diese Rückmeldungen umfassen Messungen körperlicher Reaktionen wie Blutdruck, Herzrate oder Muskelspannung. Indem Messwerte solcher Körperfunktionen den Patienten in Echtzeit angezeigt werden, können die Patienten lernen, die entsprechenden physiologischen Vorgänge gezielt zu beeinflussen.

Die körperlichen Reaktionen wie beispielsweise das Atmen, der Bluthochdruck und Muskelanspannungen werden an einem Bildschirm für den Patienten sichtbar gemacht. Der Patient lernt dabei, diese körperlichen Vorgänge durch seinen eigenen Willen bewusst zu beeinflussen. Während einer Biofeedback-Sitzung werden elektronische Sensoren an mehreren Körperstellen angebracht, die mit dem Biofeedback-Gerät verbunden sind. Durch die Sensoren wird ermöglicht, die körperlichen Rückmeldungen zu dokumentieren, die sich aus dem Herzschlag, Blutdruck, Hautwiderstand, der Muskelspannung, Atmung und den Hirnströmen ergeben. Informationen, die hieraus resultieren, zeigt das Biofeedback-Gerät in Form von akustischen Signalen oder durch blinkende Lampen. Je nach Gerät erfolgt auch eine optische Veranschaulichung auf einem Bildschirm. Durch diese Signale wird es dem Patienten ermöglicht, seine körperlichen Reaktionen nachvollziehen zu können und entsprechend gegenzuwirken.

Sobald der Patient die Reaktionen des eigenen Körpers kennengelernt hat, besteht der nächste Schritt darin, Möglichkeiten aufgezeigt zu bekommen, wie bestimmte Reaktionen abgemildert werden können. Voraussetzung ist hierfür, dass der Patient erkennt, welche Verhaltensweisen zu welchen Körperreaktionen führen. Durch bestimmte Gedanken- und Entspannungsmuster sollen die ungünstigen Reaktionen vermieden und positive hingegen verstärkt werden. Hierfür ist es wichtig, verschiedene Gedankengänge auszuprobieren, um feststellen zu können, wie die körperlichen Antworten ausfallen. Damit die Bio-feedback-Therapie erfolgreich verlaufen kann, ist es unverzichtbar, die Anwendung regelmäßig zu trainieren.

Blutegeltherapie

Die Blutegeltherapie gehört seit Jahrtausenden zu den natürlichen Heilverfahren, war aber in Deutschland lange Zeit in Vergessenheit geraten. Seit einigen Jahren hält der Blutegel in naturheilkundlich orientierten Praxen wieder Einzug. Speziell darin ausgebildete Thera-peuten, meist Heilpraktiker oder Ärzte mit einer naturheilkundlichen Ausrichtung, setzen Blutegel gezielt am Körper oder an bestimmten Körperstellen des Menschen an. Blutegel werden nicht zu Unrecht als „Vampire" bezeichnet, denn sie ernähren sich ausschließlich vom Blut der Säugetiere, Menschen sind hier inbegriffen. Hierfür heften sich die Blutegel an die Hautoberfläche ihres Wirtes. Die Blutegeltherapie wird zur Linderung von Schmerzzuständen, zur Stärkung des Immunsys-tems und zur Genesung zahlreicher Krankheitsbilder eingesetzt wie unter anderem bei Gicht, Muskel- und Gelenkschmerzen, Arthrose oder Venenleiden. Bei der Fibromyalgie erfolgt die Blutegeltherapie begleitend zu anderen Therapiemaßnahmen, indem die Blutegel auf besonders stark schmerzende Körperbereiche gesetzt werden.

Blutegel leben in der „freien Wildbahn", allerdings kommen für me-dizinische Zwecke nur in speziellen Einrichtungen gezüchtete Exem-plare zum Einsatz. Diese medizinischen Blutegel verfügen über drei Sägekiefer, die mit feinen Kalkzähnchen ausgestattet sind, und die das „Andocken" an die Hautoberfläche ermöglichen. Der Biss der Blute-gel ist weitaus schmerzfreier, als man es vielleicht auf den ersten Blick vermuten könnte und lässt sich vergleichen mit dem Empfinden bei einem Mückenstich oder einem Einstich mit einer Spritze.

Die Blutegeltherapie beginnt in dem Moment, wo der Blutegel zuge-bissen hat. Je nach Situation dauert die eigentliche Sitzung zwischen 30 und 90 Minuten und wird vom Blutegel beendet, indem dieser von allein abfällt, sobald er gesättigt ist. Aufgrund der enthaltenen blut-gerinnungshemmenden Substanzen dauert die Blutung der Hautstelle allerdings noch eine Weile an und kann in Einzelfällen einige Stunden betragen. Von entscheidender Bedeutung für therapeutische Zwecke ist der Speichel des Blutegels, der bei dem Saugvorgang abgegeben wird. Dieser enthält über 20 verschiedene Substanzen, die in ihrer einzigartigen Kombination beim Menschen schmerzlindernde, krampflösende, entzündungshemmende und gerinnungshemmende Wirkungen auslösen. Dieser einmalige Wirkstoff-Cocktail ist bislang in keinem Medikament zu finden.

Neben dem blutgerinnungshemmenden *Heparin* enthält der Speichel auch *Hirudin* und *Calin*. Außerdem sind auch entzündungshemmende und schmerzlindernde *Egline* und *Bdelline* sowie gewebelockernde *Hyaluronidasen* vorhanden. Letztere räumen durch ihre gewebelockernden Eigenschaften den anderen im Speichel enthaltenen Substanzen quasi den Weg frei, sodass diese ihre schmerzstillenden, entzündungshemmenden und antibiotischen Wirkmechanismen entfalten können. Die Wirkung der Blutegeltherapie setzt meistens unmittelbar ein, oft schon direkt nach der Anwendung. Bei chronischen Erkrankungen wie der Fibromyalgie sind häufigere Sitzungen empfehlenswert, die Notwendigkeit und die zeitlichen Abstände der einzelnen Sitzungen sollten aber immer in Abhängigkeit der individuellen Situation festgelegt werden.

Erfolge der Blutegeltherapie zeigen sich bei der Fibromyalgie durch eine verbesserte Beweglichkeit, Belastbarkeit der Gelenke und Schmerzlinderung. Die zahlreichen Wirksubstanzen erreichen oftmals auch eine Entspannung der Muskulatur, sodass die durch Verspannungen auftretenden Schmerzen nachlassen. Infolgedessen kann häufig eine Reduzierung bestimmter Medikamente in Absprache mit dem behandelnden Therapeuten erfolgen.

Auch einige andere Beschwerden, die oftmals mit der Fibromyalgie einhergehen, lassen sich durch die Blutegeltherapie lindern. Gute Erfolge kann man beispielsweise beim Karpaltunnelsyndrom erreichen. Hier wird der Wirkmechanismus darauf zurückgeführt, dass die Speichelinhalte zu einer Abschwellung des Handgelenks führen, sodass der Druck im Karpaltunnel nachlässt, was sich durch eine spürbare Schmerzlinderung zeigt.

Bevor die Blutegeltherapie angewandt wird, sollten einige Situationen und Indikationen abgeklärt werden. Hierzu gehören insbesondere Blutgerinnungsstörungen, bestimmte Medikamente (z. B. Blutgerinnungshemmer), Blutarmut, Lebererkrankungen, akute fiebrige Entzündungen, Cortisonbehandlungen und Allergien gegen Inhaltsstoffe des Blutegelspeichels.

Fasten – mit wenig Nahrung zu mehr Gesundheit

Fasten ist seit jeher eine gesundheitsfördernde Maßnahme, die sich bei zahlreichen Krankheitsbildern günstig auswirkt. Auch bei der Fibromyalgie kann Fasten zu bemerkenswerten Symptomlinderungen führen, insbesondere betrifft dies Schmerzen, Verdauungsprobleme, die Beweglichkeit und Erschöpfung. Fibromyalgie-Patienten, die bereits positive Fasten-Erfahrungen gemacht haben, führen diese 2 – 3 Mal pro Jahr durch. Wie sich vorübergehende Nahrungseinschränkung oder Nahrungsverzicht positiv auf den Gesundungsprozess auswirken kann, lässt sich an Tieren sehr gut beobachten. Wenn es einem Hund nicht gut geht, liegt er elendig in der Ecke und verweigert die Nahrungsaufnahme. Sobald es ihm wieder besser geht, beginnt er langsam wieder das Fressen und Saufen. Wir Menschen verhalten uns ganz ähnlich, wenn wir kränkeln. Auch uns vergeht jeglicher Appetit, und wir vermeiden intuitiv die Nahrungs- und Flüssigkeitsaufnahme.

Dieser natürlich auftretende Mechanismus, durch den wir eher unfreiwillig auf Essen und Trinken verzichten, unterstützt sehr effektiv den Gesundungsprozess. Dies geschieht, indem der Körper die sonst für die Verwertung der Nahrung benötigte Energie nun anderweitig einsetzen kann. Infolgedessen kommt es unter anderem zur Aktivierung der Selbstheilungsprozesse, zur vermehrten Ausscheidung von Schadstoffen oder zur Ausheilung von Entzündungen. Darüber hinaus führen noch weitere Aspekte zu einer Linderung verschiedener Symptome. Einerseits ist es der automatische Verzicht auf unverträgliche Nahrungsmittel, aber auch der Verzicht auf Fleischprodukte, die entzündungsfördernde Arachidonsäure und Linolsäure enthalten. Innerhalb weniger Tage kommt es zu einem niedrigeren Arachidonsäurespiegel, sodass sich Entzündungsprozesse automatisch reduzieren. Desweiteren stellen sich Verbesserungen ein, weil der Darm durch den Nahrungsverzicht eine große Entlastung erfährt. Hierdurch kann er sich regenerieren, was unter anderem zu einer verbesserten Immunsituation führt. Die Darmentlastung wird noch effektiver, wenn während des Fastens Darmreinigungen in Form von Einläufen oder der Colon-Hydro-Therapie erfolgen. Viele Therapeuten raten sogar dringend, diese zusätzlichen Darmreinigungen durchzuführen oder andernfalls erst gar keine Fastenkur zu beginnen.

Fasten hat den besten Effekt, wenn für eine ausreichende Flüssigkeitszufuhr von täglich 2 – 3 Litern gesorgt wird. Diese sollte möglichst durch kalorienarme Getränke wie Kräutertees, kohlensäurefreies Mineralwasser und Gemüsebrühe erfolgen. Welche Getränke und welche bzw. ob überhaupt feste Nahrungsbestandteile während des Fastens verzehrt werden, hängt von der jeweiligen Fastenkur ab. Zu den bekanntesten Methoden gehören das *Heilfasten, Saftfasten* und *Früchtefasten*. Auch *Basenfasten* und *F.X. Mayr-Kuren* sind sehr verbreitet und werden von einigen niedergelassenen Therapeuten und speziellen Kliniken durchgeführt.

Überhaupt sollte das Fasten nicht eigenmächtig erfolgen, sondern immer mithilfe einer therapeutischen Begleitung. Dies ist nicht nur aufgrund der Fibromyalgie anzuraten, sondern auch aufgrund möglicher Fastenkrisen, die bei unsachgemäßem Fasten auftreten können. Diese zeigen sich durch vorübergehende extreme Müdigkeit, Kopfschmerzen, Übelkeit, Schwindel und andere Beschwerden und können durch gezielte Maßnahmen vermieden oder zumindest gelindert werden.

So erfreulich der kurzfristige Erfolg des Fastens sich bei vielen Fibromyalgie-Patienten insbesondere in Form einer spürbaren Schmerzlinderung zeigt, so ist dieser verbesserte Zustand nicht dauerhaft aufrechtzuerhalten, wenn die vorherige ungesunde Ernährungsweise wieder Einzug hält. Die Ernährung spielt bei vielen Fibromyalgie-Patienten eine entscheidende Rolle, wie in diesem Buch mehrfach beschrieben wird. Wird dies nicht ausreichend berücksichtigt, dann kann auch kurzzeitiges Fasten keine Wunder vollbringen, wenn nach der Fastenkur weiterhin unverträgliche Nahrungsmittel verzehrt werden oder andere gesundheitsfördernde Maßnahmen nicht stattfinden.

Feldenkraismethode

Nach dem Entwickler der Feldenkraismethode, Moshé Feldenkrais, soll diese Therapieform erreichen, Erkrankungen zu verhindern und bereits vorhandene Symptome zu lindern, indem falsche Körperhaltungen und ungünstige Angewohnheiten bewusst gemacht und durch Umlernprozesse neu programmiert werden. Indem eine bewusstere Selbstwahrnehmung von passiv und aktiv durchgeführten Bewegungen erfolgt, kann bei Fibromyalgie-Patienten mehr Stabilität und Beweglichkeit erreicht werden. Dies geschieht durch fachmännische Anleitungen des Feldenkrais-Therapeuten, indem dieser die Bewegungen des Patienten führt und ihn anregt, Veränderungen seiner inneren und äußeren Haltung zu erkennen. Dabei ist es nicht erforderlich, sich gymnastisch oder sportlich zu betätigen, sondern es geht vielmehr um kleine, sanfte Bewegungen in Verbindung mit einer gewissen Aufmerksamkeit, mit der der Patient feine Bewegungs-Unterschiede wahrnimmt.

Guaifenesin-Therapie

Die Guaifenesin-Therapie geht auf den kalifornischen Endokrinologen Dr. Amand zurück, der diese auf der Basis seiner eigenen Fibromyalgie-Erkrankung und seiner vielen Patienten in seiner Praxis entwickelt hat. Lt. Dr. Amand hat er Tausende Fibromyalgie-Patienten behandelt und eine Erfolgsquote von 90 % erreicht. Auf den ersten Blick erscheint diese Therapieform als sehr banal, besteht sie doch in erster Linie aus der Verabreichung eines einfachen Hustenmittels.

In den USA konnten inzwischen viele Menschen ihre Gesundheit massiv verbessern, in Deutschland ist diese Therapieform erst seit wenigen Jahren bekannt, gilt aber inzwischen als neuer Hoffnungsträger für viele Fibromyalgie-Patienten. Durch seine jahrzehntelange Forschung und Selbstversuche kam Dr. Amand zu der Theses, dass die

Fibromyalgie nichts anderes als eine genetisch bedingte Stoffwechselstörung sei. Hieraus resultiere, dass vorhandene Phosphatüberschüsse nicht aus dem Körper ausgeschieden und diese zusammen mit Calcium in Gelenken, Muskeln, Bändern, Sehnen eingelagert würden. Infolgedessen käme es zu den bekannten Fibromyalgie-Beschwerden, allen voran zu den Ganzkörperschmerzen.

Um den gestörten Phosphat-Stoffwechsel zu optimieren, stieß Dr. Amand auf das *Guaifenesin*, das eigentlich ein schleimlösendes Husten-Medikament ist. Als Nebeneffekt ist das Guaifenesin in der Lage, den Phosphat-Stoffwechsel günstig zu beeinflussen, indem es Phosphat-Überschüsse abbaut. Dr. Amand selbst konnte sich hierdurch und in Verbindung mit weiteren Maßnahmen, vollständig heilen. Eine der wichtigsten Maßnahmen besteht darin, sogenannte *Salicylate* zu vermeiden, weil diese die Wirkung des Guaifenesins blockieren. Wer nicht konsequent auf Produkte mit Salicylaten verzichtet, kann eigentlich von vornherein auf die Guaifenesin-Therapie verzichten, weil dadurch kein Erfolg zu erwarten wäre.

Salicylate sind hauptsächlich Arzneimittel mit entzündungs-, schmerz- oder fieberhemmender Wirkung, am bekanntesten ist die *Acetylsalicylsäure* (Kurzform ASS). Diese ist die unter anderem in Aspirin und einigen Nahrungsergänzungsmitteln enthalten.

Allerdings weisen auch viele Körperpflegeprodukte wie Zahnpasta, Hautcremes, Kosmetikartikel oder Bodylotions *Salicylate* auf. Da diese über die Haut in den Körper aufgenommen werden, sind sie im Rahmen der Guaifenesin-Therapie unbedingt zu meiden.

Salicylate sind außerdem in fast allen Nahrungsmitteln enthalten. Da diese Mengen allerdings vergleichsweise gering sind, ist der Verzehr bei der Guaifenesin-Behandlung unerheblich, Ausnahme ist Kaugummi. Dennoch spielt lt. Dr. Amand auch die Ernährungsweise eine Rolle, zwar nicht im Hinblick auf die Salicylate, sondern hinsichtlich der *Hypoglykämie*. Schon Dr. Amand hatte festgestellt, dass viele Fibromyalgie-Patienten Probleme mit dem Blutzucker aufweisen. Hieraus resultiert seine Empfehlung für eine kohlenhydratreduzierte Ernährung. Desweiteren sollte bei der Ernährung im Hinblick auf den gestörten Phosphat-Stoffwechsel auf phosphathaltige Lebensmittel verzichtet werden. Diese sind insbesondere in Softdrinks und Fertig-produkten enthalten. Zusammengefasst besteht die Therapieform nach Dr. Amand aus 3 Grundsäulen:

1. Guaifenesin-Einnahme entsprechend der individuell angepass-ten Dosierung, die zu Beginn der Therapie einschleichend er-folgt.
2. Meidung von Salicylaten in hohen Dosierungen
3. Phosphat- und kohlenhydratarme Ernährung

Die Erfahrungen mit der Guaifenesin-Therapie sind bei den Fi-bromyalgie-Patienten sehr unterschiedlich. Während einige von ih-nen durchgreifende Behandlungserfolge erreichen, spüren andere nur kaum oder gar keine Verbesserungen. Warum die Ergebnisse unein-heitlich ausfallen, ist nicht eindeutig geklärt.

Denkbar ist sicherlich die Situation, dass die Guaifenesin-Therapie hauptsächlich die Phosphate im Fokus hat, wohingegen andere Fak-toren, die ebenfalls bei der Fibromyalgie eine wichtige Rolle spielen können, nicht berücksichtigt werden wie etwa Infektionen, Hormon-störungen, Nahrungsmittelintoleranzen und Schadstoffbelastungen.

Mitentscheidend für den Erfolg sind aber auch die konsequente Durchführung der Therapieanweisungen, sowie eine intensive Be-gleitung durch einen Arzt, der mit der Guaifenesin-Therapie Erfah-rungen hat. Bisweilen gibt es in Deutschland nicht viele, die hiermit vertraut sind. Vor Beginn der Therapie ist es wichtig, sich genau mit der richtigen Vorgehensweise zu befassen. So ist es beispielsweise auch wichtig zu wissen, dass sich die Symptome zunächst verschlimmern können, bevor sie sich verbessern. Außerdem sollte man darüber in-formiert sein, dass die Guaifenesin-Therapie in der Regel nicht zu ra-send schnellen Verbesserungen führt. So weiß man aus Erfahrungen, dass bei einer 10-jährigen Fibromyalgie-Erkrankung häufig eine The-rapiedauer von 2 Jahren erforderlich ist.

Je länger die Krankheitsdauer ist, umso langfristiger ist die Thera-piedauer anzusetzen. Wenn die Erkrankung also schon seit 20 Jahren besteht, ist von einem vollständigen Therapieerfolg möglicherweise erst nach 4 Jahren auszugehen. Hier liegt die Faustregel zugrunde, dass pro Krankheitsjahr 2 Monate Behandlung erforderlich sind. Aus diesem Grund wird von vorzeitigen Therapieabbrüchen abgeraten. Dennoch gibt es auch Personen, bei denen es überraschenderweise zu sehr schnellen Verbesserungen kommt.

Hochtontherapie

Die Hochtontherapie ist ein Behandlungsverfahren aus dem Bereich der Elektrotherapie und wird überwiegend bei Personen mit chronischen Schmerzen eingesetzt. Während der Anwendung fließen mithilfe auf der Hautoberfläche angebrachten Elektroden Wechselströme durch den Körper. Hierdurch wird möglich, dass der Stoffwechsel der Zellen stimuliert und die Muskulatur aktiviert wird. Infolgedessen werden die Schmerzen von den Patienten weitaus weniger stark empfunden. Die Frequenzen liegen mit bis zu 32.000 Hertz deutlich höher als bei anderen Elektrotherapieverfahren. Der Wirkmechanismus der Hochtontherapie wird dadurch erreicht, indem die Stromintensität und Frequenz gleichzeitig moduliert werden und der ganze Körper in das Schwingungsfeld einbezogen ist.

Lichttherapie

Lichttherapie ist eine Behandlungsmöglichkeit, die bisweilen bei der Fibromyalgie noch vernachlässigt wird. Das verwundert, ist doch hinreichend bekannt, dass sich durch Licht viele körperliche Funktionen günstig beeinflussen lassen. Im Umkehrschluss bedeutet dies, dass sich zu wenig Licht negativ auswirken kann. Insbesondere die körpereigene Produktion des lebensnotwendigen Vitamin D ist hier von Bedeutung, denn dies ist für zahlreiche Funktionen des Körpers unverzichtbar. So hängen beispielsweise Winterdepressionen nicht selten mit einer Vitamin D-Unterversorgung zusammen. Hierfür spricht unter anderem die Tatsache, dass Menschen in den sonnigen Mittelmeerländern deutlich mehr Lebensfreude und eine positivere Ausstrahlung aufweisen als Bewohner der mittel- und nordeuropäischen Länder.

Darüber hinaus ist Licht auch für die Ausschüttung diverser Hormone und bestimmte Abläufe im Gehirn erforderlich, indem durch die Netzhaut des Auges und den Sehnerv Licht aufgenommen wird.

Wenn der Körper mit ausreichend Licht versorgt wird, wirkt sich dies in mehrfacher Hinsicht sehr positiv auf die Gesundheit aus. Auch Fibromyalgie-Patienten sollten auf eine regelmäßige Lichtversorgung achten. Licht kann hier in Form von Lichttherapie auch für therapeutische Zwecke eingesetzt werden, um Lichtmangel entgegenzuwirken. Sie ist eine Methode, mit der sich die Fibromyalgie in mehrfacher Hinsicht positiv beeinflussen lässt. Durch das hier eingesetzte künstliche Licht wird die Wirkung von Sonnenlicht auf den Tag- und Nachtrhythmus des Körpers simuliert. Hiervon profitiert besonders die Schlafqualität, sodass die Lichttherapie häufig bei Personen mit Jetlag (Vielflieger) und bei Schichtarbeitern zum Einsatz kommt.

Auch Fibromyalgie-Patienten profitieren von den günstigen Eigenschaften der Lichttherapie auf das Schlafverhalten, sodass Schlafstörungen gelindert werden können und sich wieder ein geregelter Tages- und Nachtrhythmus einstellt.

Darüber hinaus ist die Lichttherapie auch eine sehr wirksame Behandlungsmöglichkeit bei Depressionen. Dies ist einfach nachzuvollziehen, wenn man allein schon die Tatsache bedenkt, dass in der dunklen Jahreszeit ab November die Selbstmordrate in nördlichen europäischen Ländern wesentlich höher ist als in den sonnenreichen Monaten.

Die Lichttherapie wird in Form von Lichttherapie-Geräten oder entsprechenden Lampen durchgeführt, bei denen herkömmliche Glühbirnen im Wohn- und Arbeitsbereich durch spezielle Lampen ersetzt werden. Während herkömmliche Leuchten über maximal 800 Lux verfügen, sind die speziellen Lichttherapie-Lampen mit über 2.500 Lux ausgestattet. Hierdurch wird möglich, das Tageslicht zu simulieren und die Farbtemperatur des natürlichen Sonnenlichts nachzuempfinden. Wenn man sich vorstellt, dass ein Frühlingstag ungefähr 2.000 Lux aufweist und ein Sommertag bis zu 10.000, wird deutlich, wie wenig 800 Lux ausmachen, die herkömmliche Leuchten maximal hergeben. Noch deutlicher wird dies, wenn man die Werte hernimmt, die wir vom Äquator kennen und bis zu 80.000 Lux betragen.

Bei der therapeutischen Anwendung der künstlichen Lichtquellen ist eine regelmäßige, möglichst tägliche, Anwendung erforderlich. Idealerweise erfolgt die Lichtbestrahlung am Morgen, sodass der Körper sozusagen eine Initialzündung für den beginnenden Tag erhält. Außerdem wird so der Schlaf-Wach-Rhythmus am besten unterstützt. Würde die Anwendung hingegen abends erfolgen, würde dies die innere Uhr negativ beeinflussen und das Einschlafen erschweren.

Je nach Lichtstärke dauert die Bestrahlung zwischen 40 Minuten (10.000 Lux) und zwei Stunden (2.000 Lux).

Die Lichttherapie eignet sich sehr gut für die Heimanwendung, was bei einer täglichen Sitzung nicht unwichtig ist, weil lästige Anfahrtswege zum Therapeuten entfallen.

Zusätzlich zu einem klassischen Therapiegerät empfiehlt es sich außerdem, verschiedene Lichtquellen im Wohnbereich zu integrieren. Hierzu eignen sich sogenannte Vollspektrum-Tageslicht-Leuchten, die in Lampen jeglicher Art eingesetzt werden können. Auch spezielle Therapieleuchten können ins Wohnumfeld integriert werden, denn man kann sich während der „Bestrahlung" den üblichen Dingen des häuslichen Alltags widmen.

Magnetfeldtherapie

Im naturheilkundlich orientierten Behandlungskonzept der Fibromyalgie ist häufig die Magnetfeldtherapie ein wichtiger Bestandteil, weil sie sich in mehrfacher Hinsicht positiv auf den Krankheitsverlauf auswirken kann. So können nicht nur eine muskelentspannende und schmerzreduzierende Wirkung sowie der Anti-Ödem-Effekt zu mehr Wohlbefinden beitragen, sondern auch die Verbesserung der Nährstoffversorgung der Zellen und der motorischen Fähigkeiten wirken sich günstig auf das Krankheitsbild aus. Darüber hinaus kommt es zu einer verbesserten Sauerstoffversorgung des Gewebes und somit zu mehr Energie und Leistungsfähigkeit in den Zellen und infolgedessen zu weniger Müdigkeit. Möglich sind diese vielfältigen Wirkmechanismen durch die pulsierenden Magnetfelder, die alle Körpergewebe durchdringen und somit auch tiefer liegende Gewebe wie Knochen und Knorpel erreichen. Symptomverbesserungen wie eine Schmerzreduzierung, mehr Beweglichkeit und weniger Müdigkeit zeigen sich bei der Magnetfeldanwendung oft schon nach wenigen Tagen. Bei chronischen Erkrankungen ist dennoch Geduld erforderlich, um einen dauerhaften Behandlungserfolg erreichen zu können.

Bei der Fibromyalgie ist eine längerfristige Anwendung von mehreren Monaten zu empfehlen, idealerweise wendet man die Magnetfeldtherapie sogar dauerhaft an. Dies ist am einfachsten möglich, wenn man eine Magnetfeldmatte zur Heimanwendung zur Verfügung hat, denn es erspart lästiges Hin- und Herfahren zum Therapeuten und kann sich mittelfristig rechnen, weil die Krankenkassen die Kosten für die Magnetfeldtherapien ohnehin nicht übernehmen.

Positives Denken

Positives Denken kann sich in mehrfacher Hinsicht günstig auf den Krankheitsverlauf auswirken. Einerseits betrifft dies die grundsätzliche Einstellung zur Erkrankung, denn vor allem depressive und ängstliche Menschen tendieren dazu, sich eher auf die negativen Seiten des Lebens zu konzentrieren. Indem negativ denkende Patienten darin geschult werden, ihre Aufmerksamkeit stärker auf positive Aspekte bestimmter Situationen zu richten und die angenehmen Seiten des Lebens mehr zu genießen und auszukosten („Genusstraining"), kann ihnen eine wirksame Hilfestellung bei der Verarbeitung von Stresssituationen und dem Umgang mit Schmerzen an die Hand gegeben werden. Darüber hinaus geht es beim Positiven Denken darum, den Heiler in uns selbst, also die Selbstheilungskräfte zu aktivieren. Aus negativen Gedanken und Endzeitstimmung heraus ist dies kaum möglich, hingegen jedoch verhelfen Lachen und Glücksmomente dazu.

Auch wenn es sich auf den ersten Blick vielleicht nicht erschließt, wie man sich selbst solche Glücksmomente schaffen kann, so hat man das Werkzeug hierzu in der Hand, und es ist einfacher, als es zunächst aussieht. Überlegen Sie, was Sie schon lange als Wunsch mit sich herumtragen, und dessen Erfüllung Sie glücklich machen könnte. Vielleicht ein besonderer Ausflug oder ausgiebiger Tag in einer Wellness-Oase, an dem Sie sich rundherum verwöhnen lassen. Dann warten Sie nicht länger, sondern packen Sie es an. Tun Sie sich bewusst etwas Gutes, auf das Sie sich freuen können. Schon die Vorfreude darauf bringt Glücksgefühle mit sich. Lachen Sie öfter, und freuen Sie sich auch über die kleinen Dinge des Lebens. Belohnen Sie sich, wenn Sie Dinge geschafft haben, die Sie zuvor als Last empfunden haben, und die Ihnen schwer gefallen sind.

Glücksgefühle und Lachen fördern die Ausschüttung von *Serotonin*, das wiederum die Gedanken positiv beeinflusst. Infolgedessen werden die Selbstheilungskräfte aktiviert und das Immunsystem gestärkt. Eine ganze Kaskade positiver Ereignisse kann hierdurch in Bewegung gesetzt werden.

Qi Gong – mehrfacher Nutzen bei Fibromyalgie

Qi Gong ist eine seit Jahrtausenden praktizierte Bewegungs- und Meditationsmethode, die ihren Ursprung in der Traditionellen Chinesischen Medizin (TCM) hat und auf natürliche Weise die Selbstheilungsprozesse aktivieren kann.

„Qi" bedeutet Energie und „Gong" heißt Übung oder Arbeit. Die TCM geht davon aus, dass die Lebensenergie „Qi" durch sogenannte Meridiane (Kanäle) fließt.

Jeder Meridian ist mit einem Organ oder einer ganzen Organgruppe verbunden, sodass diese mit Lebensenergie versorgt werden. Hierfür ist es erforderlich, dass die Energie störungsfrei fließen kann. Kommt es jedoch zu Blockaden, dann zeigen sich diese durch vielfältige Beeinträchtigungen, die sich durch verschiedene körperliche Symptome äußern. Durch die beim Qi Gong ausgeübten Bewegungen in Kombination mit Entspannungs- und Atemtechniken soll das Auftreten von Blockaden verhindert werden. Bereits bestehende Symptome und Erkrankungen können positiv beeinflusst werden, sodass eine Harmonisierung von körperlichen und mentalen Prozessen erfolgt.

Die Traditionelle Chinesische Medizin beruht auf jahrtausendelangen Erfahrungen und Beobachtungen, erst in jüngster Zeit wird ihr

Wirkmechanismus zunehmend durch westliche Studien hinterfragt. In Bezug auf Qi Gong verfügt man inzwischen über ein umfassendes Wissen mit abgesicherten Erkenntnissen, die sich auf diverse Krankheitsbilder beziehen. So soll sich Qi Gong nicht nur auf Verdauungsprobleme, ein niedriges Energieniveau und Stressanfälligkeit positiv auswirken, sondern auch auf die Herzleistung. Durch die körperlichen Aktivitäten beim Qi Gong werden außerdem die Beweglichkeit und Muskelkraft gestärkt. Fibromyalgie-Patienten profitieren schließlich noch dadurch, dass sich Qi Gong bekanntermaßen schmerzlindernd auswirken kann. Aus Studien weiß man, dass dieser Effekt bei einigen Patienten sogar klassischen Schmerztherapien überlegen sein kann.

Die Bewegungen erfolgen aus unterschiedlichen gymnastischen Elementen in Kombination mit Entspannungs- und Atemtechnik. Diese sind im Sitzen und Liegen möglich, aber auch in aufrechter Position. Wenn die Schmerzen zu groß sind oder andere Faktoren gegen körperliche Aktivitäten sprechen, können langsame Bewegungen auch nur in Gedanken ausgeführt werden.

Eine andere bewegungsarme Alternative besteht darin, sogenannte Qi Gong-Kugeln, die auch als Qi-Kugeln bezeichnet werden, zu verwenden. Übungen erfolgen im Sitzen, indem die Kugeln nach bestimmten Mustern in den Händen gerollt werden. Dadurch eignen sie sich besonders für unbewegliche und ältere Personen. Die Kugeln sind in der Lage, die Akupunkturpunkte und Reflexzonen der Hand, sowie das zentrale Nervensystem zu stimulieren.

Qi Gong-Kugeln sind in asiatischen Geschäften üblicherweise im Zweier-Set erhältlich. Meistens sind die Kugeln hohl und enthalten integrierte Klangelemente.

Redox Signal Moleküle

Redox Signal Moleküle produziert der menschliche Körper bis zum 12. Lebensjahr in der Regel in ausreichender Menge, doch mit zunehmendem Alter lässt die Produktion spürbar nach. Je weniger Redox Signal Moleküle verfügbar sind, umso anfälliger wird der Körper für gesundheitliche Probleme. Im Umkehrschluss bedeutet dies, dass durch eine Zuführung von zusätzlichen Redox Signal Molekülen vielfältige gesundheitliche Verbesserungen möglich werden.

Redox Signal Moleküle sind für den menschlichen Organismus unentbehrlich, sie sind für Heilungsprozesse unverzichtbar, und der Mensch würde sogar sterben, wenn er nicht mehr über ausreichende Mengen verfügen würde.

Bei der Fibromyalgie können sich diese wertvollen Moleküle, die erst seit 20 Jahren in den Fokus der Wissenschaft gerückt sind, in mehrfacher Hinsicht günstig auf den Krankheitsverlauf auswirken. Möglich wird dies durch einen einzigartigen Mechanismus, der einen Wiederherstellungsprozess der Zellen zulässt. Demnach sind sie in der Lage, geschädigte Zellen zu erkennen und entsprechende Signale auszusenden, sodass Zellen repariert und durch gesunde Zellen ersetzt werden, falls eine Reparatur nicht mehr möglich ist. Auf dieser Basis ist vorstellbar, dass Redox Signal Moleküle einen Reparaturmechanismus in Gang setzen, der sich auf vielfältige Weise auf den Gesundungsprozess auswirkt – egal, um welche Symptome es sich letztendlich handelt. So erklärt sich, dass durch ein einziges Präparat gleichzeitig völlig verschiedene Beschwerden verbessert werden können. Darüber hinaus verfügen die Redox Signal Moleküle über eine Schlüsselfunktion zur Aufrechterhaltung des Immunsystems. So ist bekannt, dass sie sozusagen die erste Munition des Immunsystems darstellen, sodass die körperliche Abwehr umso besser funktioniert, je mehr Redox Signal Moleküle zur Verfügung stehen. Im Hinblick auf chronische Infektionen, die bei vielen Fibromyalgie-Patienten anzutreffen sind, ist dies ein weiterer interessanter Aspekt. Redox Signal Moleküle gibt es in flüssiger Form, sodass sie getrunken oder aufgesprüht werden. Bei Schmerzen hat sich zusätzlich zur inneren Anwendung das Aufsprühen der betroffenen Körperregionen als hilfreich gezeigt.

TENS – Transkutane Elektrische Nervenstimulation

Die TENS-Therapie ist eine besondere Form der Elektrotherapie, die bei unterschiedlichen Krankheitsbildern zum Einsatz kommt, vorrangig jedoch bei Schmerzerkrankungen. Die Therapieanwendung erfolgt mithilfe eines sogenannten Niederfrequenzgenerators, der durch Elektroden, die auf die Haut geklebt werden, mit den schmerzenden Körperregionen verbunden ist. Durch die Stromreize kommt es zu einer Überdeckung der Schmerzempfindung und somit zu einer Linderung der wahrgenommenen Beschwerden. Die Reduzierung der Schmerzen wird auch erreicht, indem durch die TENS-Therapie vermehrt schmerzhemmende Substanzen wie Endorphine produziert werden. Durch diese auch als „Glückshormone" bezeichneten Substanzen werden Schmerzen nicht mehr so intensiv oder auch gar nicht mehr wahrgenommen. Bei der Fibromyalgie wirkt sich außerdem positiv aus, dass durch die TENS-Therapie Muskelverspannungen sanft gelöst werden können.

Zilgrei

Zilgrei gehört zu den Selbstbehandlungsmöglichkeiten und wird durch zertifizierte Zilgrei-Lehrer vermittelt. Die hier angewandten Übungen bestehen aus einer Kombination aus gezielter Atmung und sanften Bewegungen. Sie wurden auf der Basis von Chiropraktik und dem Erlernen bestimmter Atemtechniken entwickelt, die auch als *Zilgreiatmung* bezeichnet wird. Um neben der Schmerzlinderung auch eine verbesserte Mobilität zu erreichen, kann die Anwendung von Zilgrei-Übungen sehr effektiv sein. Da sich diese auch sehr positiv bei Schlafstörungen, Verdauungsbeschwerden und übermäßigem Stress auswirken, zeigt sich Zilgrei bei der Fibromyalgie in mehrfacher Hinsicht als eine nützliche Behandlungsmethode. Die Übungen sind so konzipiert, dass sie auf die persönlichen Bewegungseinschränkungen eingehen und somit nicht überfordern. Jede Sitzung beinhaltet maximal 5 Übungen, die innerhalb von einer Viertelstunde absolviert werden. Es ist weder eine besondere Umgebung erforderlich, noch eine bestimmte Kleidung, sodass die Zilgrei-Übungen ohne großen Aufwand an vielen Orten und sogar am Arbeitsplatz oder Wohnzimmer möglich sind.

Bewegung und Sport

Auf den ersten Blick scheint es widersprüchlich zu sein, bei einer so schmerzhaften Erkrankung wie der Fibromyalgie von Bewegung und Sport zu reden. Doch bei genauerer Betrachtung, und auf der Basis therapeutischer Erfahrungen, stellt die Fibromyalgie nicht grundsätzlich eine Kontraindikation dar, sondern lässt sportliche Betätigungen durchaus zu. Bei den meisten Fibromyalgie-Patienten gilt regelmäßige Bewegung inzwischen sogar als einer der wichtigsten Bausteine des Behandlungskonzepts, da sie langfristig bei vielen Patienten zu einer Reduzierung der Schmerzen führen kann. Umgekehrt bedeutet eine zu starke Schonung häufig eine Verstärkung der Symptome. „Wer rastet, der rostet", ist hier sehr zutreffend.

Allerdings kann dies nicht pauschaliert werden, denn es gibt andererseits eine kleine Patientengruppe, bei der die Schmerzen durch körperliche Aktivitäten, Krankengymnastik oder Massage sogar zunehmen. Hier wäre es natürlich kontraproduktiv, diesen Personen derartige Behandlungsformen aufzuerlegen. Allerdings gehören diese Fälle eher der Minderheit an.

Wesentlich für den Behandlungserfolg ist immer die Berücksichtigung der individuellen Situation in Verbindung des jeweiligen Leistungsniveaus. Wie akut sind gerade die Schmerzen, welche Körperbereiche sind besonders betroffen, welche konkreten Beeinträchtigungen liegen vor, und welche Bewegungen sind trotz dieser Einschränkungen möglich? Besonders zu Beginn fällt es Fibromyalgie-Patienten schwer, sich trotz der Erkrankung sportlich zu betätigen. Doch längerfristig betrachtet, weiß man, dass bei vielen Betroffenen regelmäßige körperliche Betätigung zu einer beträchtlichen Schmerzreduktion führt, indem der Bewegungsapparat durch regelmäßiges Training in einen besseren allgemeinen Funktionszustand gebracht wird, und Muskeln und Bänder geschmeidig gehalten werden. Gleichzeitig kann einer Bänderverkürzung entgegengewirkt werden, wie sie bei der Fibromyalgie typischerweise entsteht, wenn sich Patienten aufgrund der Schmerzen zu wenig bewegen. Ein weiterer sehr förderlicher Aspekt von regelmäßigem Sport ist die erhöhte Konzentration der Glückshormone wie

Serotonin, Dopamin und *Endorphin,* sodass Sport auch in der Lage ist, die Stimmungslage deutlich zu verbessern. Da bei vielen Patienten die Fibromyalgie mit Niedergeschlagenheit und sogar Depressionen einhergeht, ist auch dieser gesundheitsfördernde Aspekt von großer Bedeutung. Ein weiterer erfreulicher Nebeneffekt der regelmäßigen sportlichen Betätigung ist die hierbei meistens zu erreichende Gewichtsreduktion. Da viele Fibromyalgie-Patienten mit Übergewicht zu kämpfen haben, und dadurch ihren Bewegungsapparat und Ihre Gelenke zusätzlich belasten, ist auch unter diesem Aspekt betrachtet, körperliche Bewegung unbedingt anzuraten.

Darüber hinaus ist Sport ein probates Mittel, Stress abzubauen. Da Stress bekanntermaßen zu einer Verstärkung des Krankheitsbildes und der Schmerzen führt, kann man also auch hier mit körperlicher Betätigung den Gesundungsprozess sehr effektiv unterstützen.

Trotz dieser überzeugenden Vorteile, dass sich Sport spürbar auf die Gesundheit auswirken kann, ist die erste Reaktion vieler Fibromyalgie-Patienten oftmals ablehnend. Statt sich mehr zu bewegen, wird möglichst jegliche Bewegung vermieden, denn die könnte ja schmerzen. Diese Reaktion ist durchaus nachvollziehbar, denn Schmerzen tun weh, und können Menschen zur Verzweiflung bringen. Sicher sollten derartige Ängste nicht unterschätzt werden, genauso wenig wie die Gefahr, dass Schmerzen möglicherweise durch Bewegung zunehmen können.

Doch sollte man verhindern, dass die Angst zu sehr blockiert und somit einer sehr effektiv wirkenden Behandlungsmöglichkeit im Wege steht. Man bedenke hier auch, dass durch noch weniger Bewegung noch weniger funktionieren wird. Bewegung ist für einen menschlichen Organismus lebensnotwendig. Denn sonst werden Muskelpartien schlaff, die Kraft schwindet zunehmend, und die ohnehin schon eingeschränkten Bewegungsmöglichkeiten nehmen weiter zu. Hinzukommt, dass der gesamte Stoffwechsel auf Sparflamme läuft. Hiervon betroffen ist dann nicht nur der erkrankte Körperbereich, sondern auch der gesunde, weil dieser durch die Schonung und Inaktivität in Mitleidenschaft gezogen wird. Am Anfang des Bewegungsprogramms geht es zunächst darum, seinen Körper neu kennenzulernen. Dabei wird ausgelotet, was geht und was nicht. Wenn die besonders betroffenen Körperregionen nicht trainiert werden können, weicht man aus auf andere Aktivitäten. Um an eine machbare Bewegung herangeführt zu werden, die nicht überfordert und auch technisch richtig umgesetzt wird, ist eine fachmännische Anleitung durch einen Physiotherapeuten zu empfehlen.

Hier lernt man gezielte Übungen, die den Muskelaufbau, die Bewegungsfähigkeit und Schmerzlinderung fördern, ohne dass die Schmerzgrenze überschritten wird.

Physiotherapie ist meistens „Hilfe zur Selbsthilfe", indem die hier vermittelten gymnastischen Übungen nicht auf den Zeitraum der Physiobehandlung beschränkt sind, sondern indem sie in Eigenregie Zuhause regelmäßig wiederholt werden. Oftmals sind dies einfache Übungen, die ohne Geräte und Zubehör im Wohn- oder Schlafzimmer einfach praktiziert werden können.

Zusätzlich zu den physiotherapeutischen Übungen ist anzuraten, weitere körperliche Aktivitäten fest in den Tagesablauf einzuplanen. Wenn möglich, sollte ein tägliches Bewegungsprogramm von 30 Minuten erfolgen. Wenn an manchen Tagen die Motivation oder Zeit dafür nicht ausreicht, sollte man sich zumindest 10 Minuten lang zu Fuß betätigen. Bedenken Sie, dass wenig Bewegung immer besser ist als keine Bewegung.

Nach Möglichkeit sollten körperliche Aktivitäten bevorzugt werden, die nur zu einer geringfügigen Belastung der Gelenke führen. Besonders geeignet sind Sportarten, die gelenkschonend sind und dabei sowohl die Beweglichkeit als auch die Ausdauer steigern. Dazu gehören Schwimmen, Gymnastik, Wassergymnastik, Walken, Nordic Walking, Radfahren, Inlineskaten, Spazierengehen und Tanzen. Viele Fibromyalgie-Patienten empfinden die Bewegung in warmem Wasser als besonders angenehm. Dazu bieten sich beispielsweise Besuche in einer Therme in einem entsprechenden Schwimmbad an.

Auch Training mit leichten Hanteln und an bestimmten Fitnessgeräten ist sehr empfehlenswert. Hier gilt aber ebenso wie für Nicht-Fibromyalgie-Patienten: Suchen Sie sich ein gutes Fitnessstudio aus, beziehungsweise investieren Sie gegebenenfalls etwas Geld in ein gutes

Sportgerät. Lassen Sie sich die richtige Handhabung der Sportgeräte und die Bewegungsabläufe vom Fachpersonal genau zeigen, um Fehlbelastungen durch falsches Training zu vermeiden. Besonders sanfte Dehnungsübungen für die Muskulatur, wie sie beispielsweise bei Yoga, Tai Chi und Qi Gong durchgeführt werden, sind bestens für Fibromyalgie-Patienten geeignet. Sportarten wie Squash und Gewichtheben, die mit ruckartigen Bewegungen oder großer Kraftanstrengung verbunden sind, sollten hingegen vermieden werden.

Bedenken Sie auch, dass Ihr Leistungsniveau Ihren individuellen Möglichkeiten entsprechen sollte, und dass Sie keinen falschen Ehrgeiz an den Tag legen, der sich womöglich kontraproduktiv auswirken würde. Sportliche Höchstleistungen sind nicht erwünscht, sondern oft reicht schon ein täglicher Spaziergang aus, um einen positiven Effekt zu erreichen.

Da für viele Fibromyalgie-Patienten körperliche Aktivität mit starken Schmerzen verbunden ist, sollten Sie mit leichten Übungen beginnen und den Schwierigkeitsgrad nur allmählich steigern. Langsames Steigern in kleinen Schritten ist wirkungsvoller und zielführender als alles auf einmal erreichen zu wollen. Dies ist übrigens ein wichtiger Aspekt, der auch von manchen Fachleuten nicht ausreichend berücksichtigt wird und zu einer Verschlimmerung der Symptome führen kann.

Verlangen Sie also gerade zu Beginn nicht zu viel von sich. Was die Häufigkeit des Trainings betrifft, gilt: Regelmäßigkeit ist wesentlich wichtiger und effektiver, als einmal pro Woche ein Hauruckprogramm zu absolvieren. Es ist also wirkungsvoller, nur fünf Minuten täglich zu trainieren als einmalig drei Stunden pro Woche.

Vergessen Sie bei all Ihren Bemühungen nicht, dass Ihr Bewegungsprogramm keine lästige Pflichtübung sein soll, sondern dass Sie alles mit Freude angehen. Nehmen Sie sich also Zeit, sich eine Sportart auszusuchen, die Ihnen wirklich liegt. Gerade wenn Sie erst die Angst vor Schmerzen überwinden müssen, ist es oft die Begeisterung für die Sportart an sich, die Ihnen den ausreichenden Motivationsschub geben kann, um diese Hürde zu überwinden.

Und wenn sich im Laufe der Zeit durch das regelmäßige Training immer mehr Erfolgserlebnisse einstellen, nimmt die Motivation ganz automatisch noch weiter zu.

Auch die Abwechslung Ihres Bewegungsprogramms ist erfolgsentscheidend. Hierdurch stellen sich körperliche Fortschritte nicht nur effektiver ein, sondern auch die Motivation erfährt hierdurch eine wichtige Stütze, weil dies der Gefahr von Langeweile und Monotonie entgegenwirkt.

Kursangebote für entsprechende Bewegungs- und Sportprogramme gibt es heutzutage zuhauf. Besonders empfehlenswert sind Sportangebote, bei denen das Krankheitsbild bekannt ist, sodass entsprechend auf die Bedürfnisse eingegangen werden kann.

In diesem Zusammenhang sind etwa Kursangebote der Deutschen Rheuma-Liga und der Deutschen Fibromyalgievereinigung angezeigt. Diese umfassen beispielsweise speziell auf die Krankheit zugeschnittene Trocken- und Wassergymnastikkurse. Gegebenenfalls können diese als Rehabilitationsmaßnahme vom Vertragsarzt verschrieben werden.

Laufen

Laufen macht Spaß und ist jederzeit ohne großen Aufwand und große Kosten möglich, weil keine spezielle Sportausrüstung und keine Geräte erforderlich sind. Somit ist es nicht verwunderlich, dass Laufen für viele Menschen die bevorzugte Sportart darstellt. Es gibt aber dennoch einige Dinge beim Laufen zu beachten, um keine unangenehmen Überraschungen zu erleiden. Da Laufen nicht gerade die gelenkschonendste Art der Bewegung ist – insbesondere wenn man auf hartem Asphalt läuft – sollte man sich in jedem Fall beim Kauf geeigneter Laufschuhe beraten lassen.

Walking und Spazierengehen

Effektive körperliche Aktivitäten müssen weder aufwändig noch teuer sein. Bevor man sich mit kostspieligen Sportarten beschäftigt, sollte man erstmal mit dem Einfachen beginnen wie Spaziergehen und Walken. Dies ist völlig unabhängig vom Geldbeutel, von der Wohngegend und Alter. Fast jeder Mensch kann trotz mancher körperlichen

Einschränkung losmarschieren, ganz egal, ob die Sonne scheint, ob es regnet oder schneit. Auch die Uhrzeit spielt fast keine Rolle, wenn man nicht gerade nachts einsam seine Runden durch die dunklen Straßen ziehen möchte. Mit einem Paar guter Schuhe und dem Wetter angepasster Kleidung kann es los gehen – direkt vor der eigenen Haustür. Beginnen Sie zunächst mit kürzeren Strecken, um sich an den Bewegungsrhythmus zu gewöhnen. Schon regelmäßiges zügiges Gehen wirkt sich gesundheitsfördernd aus, wenn dies täglich 30 Minuten lang erfolgt. Untrainierte, ältere und mitunter auch übergewichtige Personen sollten zunächst mit kürzeren Laufeinheiten beginnen, und ihre persönliche Leistungsgrenze im Laufe der Zeit ausloten. Nicht jeder Tag ist gleich, wenn es sich mal nicht so gut läuft, reduzieren Sie Ihr Pensum, und walken Sie am nächsten Tag wieder ein bisschen weiter.

Um Ihre Leistungsentwicklung festzuhalten, notieren Sie Ihre täglich absolvierten Strecken und Zeiten. Machen Sie sich auch Notizen zu Ihrer Schmerzsituation – war das Training schmerzfrei, wie lang war die Strecke, die ohne Schmerzzunahme möglich war oder welcher Auslöser führte zu erneut auftretenden Scherzen?

Legen Sie während des Walkens rechtzeitige Pausen ein, um eine Zunahme der Schmerzen zu verhindern. Bei vielen Betroffenen können mit der Zeit die Ruhepause verkürzt und die Trainingsintensität erhöht werden.

Wem das Walken insgesamt zu anstrengend ist, weil man aufgrund der Fibromyalgie durch zu starke Schmerzen beeinträchtigt ist oder man sich noch zu untrainiert fühlt, sollte zunächst mit Spazierengehen beginnen. Auch hier lässt sich das persönliche tägliche Pensum stetig steigern, indem die Strecken länger oder hügeliger werden.

Im Vergleich zum Walking geht es beim Spazierengehen insgesamt gemächlicher zu. Das Tempo und das „Zügige" fehlen, dennoch wirkt sich auch das Spazierengehen gesundheitsfördernd aus.

Was den Bewegungsrhythmus betrifft, gibt es im Wesentlichen keine Unterschiede. So werden bei beiden Bewegungsarten die Muskelbereiche, der Stoffwechsel und das Herz-Kreislauf-System gestärkt. Bei beiden kommt es außerdem zu einer verbesserten Sauerstoffversorgung und Durchblutungsförderung. Der Bewegungsrhythmus ist beim Walking und Spazierengehen bis auf die Armbewegungen gleich. Die körperlichen Aktivitäten beider Bewegungsarten führen zu diversen gesundheitlichen Verbesserungen, indem mehrere Muskelbereiche, das Herz-Kreislauf-System und der Stoffwechsel gestärkt werden, und es außerdem zu einer optimaleren Sauerstoffversorgung und Durchblutung kommt. Wie beim Laufen, so sollte auch beim Walking und Spazierengehen auf fußfreundliches Schuhwerk geachtet werden.

Nordic Walking

War Nordic Walking ursprünglich das Skilaufen der Skilangläufer in schneefreien Jahreszeiten, so hat sich diese Sportart längst als Ausdauersportart aller Bevölkerungsschichten etabliert. Vergleichbar mit dem Skilanglauf, erfolgt ein zyklischer Bewegungsablauf. Dabei berührt der linke Stock in dem Moment den Boden, wenn die rechte Ferse aufsetzt. Und der rechte Stock hat in dem Moment Bodenberührung, sobald die linke Ferse auftritt.

Gerade für Menschen, die bisweilen Sport eher mit Abneigung begegnet sind und deren körperliche Fitness nicht zum Besten steht, ist Nordic Walking eine sehr empfehlenswerte Sportart. Denn Nordic Walking erfordert keine „übermenschliche" Kondition, ist sehr einfach erlernbar und erfordert keine umfangreiche und teure Ausrüstung.

Dennoch sollte man sich nicht vorstellen, dass es sich bei Nordic Walking „um Spazierengehen mit schleifenden Stöcken" handelt. Es ist doch ein bisschen mehr und bedarf auch einer bestimmten Technik. Um von Anfang an die richtige Technik zu erlernen, sollte man sich durch einen entsprechenden Trainer in Nordic Walking einweisen lassen. Nur wenn die Technik richtig angewandt wird, zeigt sie sich effektiv und in der Lage, möglichst viele Muskeln im Körper zu aktivieren. Richtig angewandt, sind es immerhin bis zu 90 % der gesamten Muskeln.

Unterschätzt wird auch häufig der Aspekt des Kalorienverbrauchs. Man mag es vielleicht nicht glauben, aber es ist tatsächlich möglich, durch Nordic Walking Körperfett abzubauen und sein Gewicht zu reduzieren. Pro Stunde werden bis zu 400 Kilokalorien verbrannt, bei gleichzeitiger Kräftigung der Oberkörper- und Rückenmuskulatur. Außerdem kommt es zu einer Stärkung des Herz-Kreislaufsystems, Immunsystems und der Ausdauer - alles nicht unwesentliche Aspekte bei der Fibromyalgie. Hinzukommt, dass Nordic Walking eine sehr schonende Sportart ist, bei der die Belastung der Kniegelenke und der Wirbelsäule durch den Einsatz der Stöcke reduziert wird.

Dass Nordic Walking sich sehr gesundheitsförderlich auswirken kann, zeigt auch die Tatsache, dass diese Sportart heutzutage häufig in der Prävention und Rehabilitation eingesetzt wird und sogar einige Krankenkassen anteilige oder sogar vollständige Kosten von Nordic Walking-Kursen erstatten.

Schwimmen

Schwimmen gehört bei der Fibromyalgie zu den besonders empfehlenswerten Sportarten. Durch den Auftrieb des Wassers wiegt der Körper nur noch 10 % des ursprünglichen Gewichtes, sodass man fast schwerelos durchs Wasser gleiten kann und durch die Entlastung bestimmter Körperbereiche viele Bewegungen viel müheloser durchführbar sind. Insbesondere kommt es zu einer spürbaren Entlastung der Wirbelsäule, sodass die Rücken- und Bauchmuskulatur sehr effektiv gestärkt werden kann. Insbesondere Rückenschwimmen gilt als empfehlenswert für die Stärkung der Wirbelsäule, weil diese hierbei eine natürliche S-Form einnimmt und sie gleichmäßig be- und entlastet wird. Damit eine optimale Streckung der Wirbelsäule möglich ist, sollte der Kopf im Wasser liegen.

Überhaupt hängt der gesundheitliche Nutzen des Schwimmens von der jeweiligen Technik ab. So sollte beispielsweise vermieden werden, beim Brustschwimmen den Kopf stets über Wasser zu halten, weil hierdurch eine Überstreckung der Lenden- und Halswirbelsäule auftreten kann. Empfehlenswerter ist stattdessen eine Brustschwimmtechnik, bei der der Kopf während der Schwimmzüge ins Wasser eintaucht.

Wassergymnastik

Wer nicht schwimmen kann, hat mit Wassergymnastik eine gute Alternative, sich die Vorteile des Wassers dennoch zunutze zu machen. Denn Bewegungen im Wasser sind für viele Fibromyalgie-Patienten eine gute Möglichkeit, sich körperlich weitestgehend schmerzfrei oder zumindest schmerzreduziert zu betätigen. Dies wird möglich, indem im Wasser eine Art Schwerelosigkeit entsteht. Darüber hinaus wirken sich auch der Reibungswiderstand und ggf. warme Temperaturen des Wassers (ca. 33 °C) positiv auf das Schmerzempfinden aus.

Durch langsame Bewegungen in Warmwasserbecken kann bei vielen Patienten eine spürbare Schmerzlinderung erreicht werden, die einige Tage lang andauert.

Der Nutzen von Bewegung im Wasser ist dann am höchsten, wenn man von einem speziell ausgebildeten Trainer angeleitet wird. Meistens geschieht dies in einer Gruppe, die unter Anleitung des Trainers gemeinsam die Übungen durchführt. Die Anwendung sollte 30 Minuten nicht überschreiten.

Wer sich mehr zutraut als die klassische Wassergymnastik, bei der es überwiegend um langsame, geschmeidige Bewegungen geht, kann versuchen, ob Aquajogging eine geeignete Sportart sein könnte.

Krafttraining

Krafttraining lebt seit jeher mit dem Ruf, eine Sportart für muskelbepackte Bodybuilder zu sein, die schon beim Frühstücken ihre Hanteln durch die Lüfte schwingen. Dabei hat sich längst etabliert, dass Krafttraining heutzutage auch bei zahlreichen Krankheitsbildern zum Einsatz kommt, insbesondere wenn es um chronische Schmerzerkrankungen und Erkrankungen des Bewegungsapparates geht. Auch viele Fibromyalgie-Patienten profitieren von regelmäßigem Training, indem sie nicht nur eine deutliche Schmerzlinderung erleben, sondern dass sich auch die Beweglichkeit und Mobilität verbessern.

Welche Übungen jeweils eingesetzt werden, ist vom individuellen Gesundheitszustand abhängig. Um Fehler zu vermeiden, sollte man sich insbesondere in der Anfangsphase von einem Physiotherapeuten oder Fitnesstrainer beraten und bei den Übungen anleiten lassen. Falsch durchgeführte Kraftübungen können sonst mehr Schaden als Nutzen mit sich bringen.

Training Zuhause

Als eine ideale Ergänzung zum Lauftraining oder zu den Bewegungstherapien in der physiotherapeutischen Praxis bietet sich ein kleiner Trainingsbereich an, den man sich Zuhause mit einfachen Mitteln einrichtet. So ist man wetter- und zeitunabhängig und kann nach Lust und Laune zu jeder Tages- und Nachtzeit aktiv werden. Gerade wenn man berufstätig ist oder durch die Erkrankung so stark eingeschränkt ist, dass ein regelmäßiger Tagesablauf aus den Fugen geraten ist, sind Trainingsmöglichkeiten in den eigenen vier Wänden eine willkommene Einrichtung.

Auch für die Tage, an denen keine Trainingseinheiten außer Haus stattfinden, ist das heimische Mini-Fitnessstudio eine ideale Ergänzung. Schon bei der Einrichtung der heimischen Fitness-Ecke sollten einige Dinge bedacht werden, um sich nicht im Nachhinein ärgern zu müssen. Idealerweise sollte ausreichend Platz zur Verfügung stehen, um nicht permanent und schmerzhaft irgendwo anzustoßen oder dass ein hochwertiger Haushaltsgegenstand in Gefahr gerät. Achten Sie also darauf, dass Sie ungefährdet und reichlich die Arme und Beine ausstrecken können.

Das Trainieren in den eigenen vier Wänden sollte sich nicht nur auf Fitnessgeräte für die Heimanwendung beschränken, sondern zahlreiche gymnastische Übungen können auch am Türrahmen, an einer Hauswand, im Bett oder auf einem Stuhl durchgeführt werden. Lassen Sie hier Ihrer Kreativität freien Lauf, und orientieren Sie sich beispielsweise an bereits bekannten Übungen, die entsprechend abgewandelt werden können. Es geht nicht darum, dass Sie einen fest geschnürten Übungsplan entwickeln, sondern dass Sie Spaß an der Sache haben.

Wenn Sie eine Möglichkeit haben, Ihre Übungen in einem Raum mit Spiegel durchzuführen, sollten Sie diese nutzen. So können nicht nur die Bewegungen besser kontrolliert werden, sondern auch das eigene Körpergefühl verbessert sich. Auch das abwechselnde An- und Entspannen verschiedener Muskeln führt zu einer Vertiefung des eigenen Körpergefühls. Achten Sie auf langsame und fließende Bewegungen, und vermeiden Sie ruckartige Aktivitäten. Diese können nicht nur schmerzhaft sein, sondern stellen für ungeübte Personen ein Risiko für Zerrungen und Überdehnungen dar. Achten Sie außerdem darauf, dass Sie die Übungen locker durchführen. Hören Sie auf, wenn sich etwas nicht „richtig anfühlt" oder sich Schmerzen bemerkbar machen.

Alternativ zum Fitnessbereich in den eigenen vier Wänden kann man sich auch im Garten eine entsprechende Trainingsecke einrichten. An der frischen Luft mit einer verbesserten Sauerstoffversorgung sind körperliche Aktivitäten noch effektiver. Während Sie in geschlossenen Räumlichkeiten begleitend zu Ihren Übungen Musik spielen lassen können, ist dies aufgrund der lieben Nachbarschaft im Garten besser nur mit Kopfhörer zu empfehlen.

Entspannungsverfahren

Bei der Behandlung der Fibromyalgie geht es unter anderem darum, bekannte Verstärker der vorhandenen Symptome abzumildern oder ganz zu vermeiden. Einer der häufigsten Symptomverstärker ist zweifelsohne Stress. Hierbei geht es um jegliche Art von Stress, also nicht nur um psychisch bedingten Stress, sondern auch um physischen Stress und Reizüberflutung, die vom Körper als Stressoren wahrgenommen werden. Jeder Mensch ist anders – was für den Einen als kleine Herausforderung empfunden wird, artet bei einem Anderen in großen Stress aus. Ebenso ist es auch sehr unterschiedlich, wie sich durch Stress ausgelöste Symptome äußern. Bei vielen Menschen ist in irgendeiner Weise der Verdauungstrakt betroffen. Bekannte Redewendungen wie „Mir liegt das quer im Magen" oder „Mein Magen dreht sich rum" zeugen von diesem Zusammenhang. Und fast jeder hat es auch schon selbst erlebt, dass in stressigen Zeiten Probleme mit der Verdauung aufgetreten sind oder sich das Essverhalten veränderte, indem man keinen Bissen mehr hinunter bekam.

Auch das Gegenteil ist möglich, indem man aus lauter Stress in „Stressessen" verfällt und jegliches Maß der Sättigung verlorengeht. Der Magen-Darm-Bereich ist eine sehr sensible Körperregion, die auf äußere Einflüsse überreagieren und zu einer gestörten Verdauung führen kann, die sich bei Fibromyalgie-Patienten ungünstig auf das Krankheitsgeschehen auswirkt. Um dies zu verhindern, sollten rechtzeitig vorbeugende Maßnahmen ergriffen werden, die den Körper vor Stress schützen. Eine allumfassende Fibromyalgie-Behandlung sollte somit auch immer die regelmäßige Anwendung von Entspannungsverfahren beinhalten.

Darüber hinaus ist diese auch im Hinblick auf die Linderung der chronischen Schmerzen angezeigt. Chronische Schmerzen, wie sie typisch bei der Fibromyalgie sind, führen dazu, dass sich die Muskulatur stärker anspannt, was wiederum eine Zunahme der Schmerzen nach sich zieht.

Ziel einiger Fibromyalgie-Therapien ist es somit, diesen Kreislauf, bei dem sich chronische Schmerzen und Muskelverspannungen gegenseitig bedingen und verstärken, zu durchbrechen. Man weiß, dass dies durch Entspannung erreicht werden kann, doch weil niemand auf Knopfdruck einen Entspannungsmodus einschalten kann, bedarf es einiger Hilfsmittel, beziehungsweise bestimmter Techniken.

Besonders beliebt sind Autogenes Training und die Progressive Muskelentspannung nach Jacobson. Aber auch Yoga, Biofeedback, Feldenkrais, Qi Gong, Tai Chi und verschiedene Meditationstechniken sind bekannte und effektive Entspannungsmethoden.

Nicht jede Methode ist für jeden Mensch gleich gut geeignet. So kann der Eine besser mit Autogenem Training entspannen, während der Andere sich mit Yoga wohler fühlt. Auch passive Entspannungsmöglichkeiten können sehr effektiv sein wie das Hören von Lieblingsmusik. Idealerweise probiert man zunächst verschiedene Methoden aus, um die eigene Vorliebe herauszufinden. Auch der behandelnde Arzt oder Heilpraktiker kann hier ein guter Berater sein und auch einschätzen, welche Entspannungsmöglichkeit am sinnvollsten erscheint und die besten Erfolgsaussichten bietet. Idealerweise wählt man eine Methode aus, die auch Zuhause fortgeführt werden kann, denn umso öfter kann sie angewandt werden. Bei einer regelmäßigen Anwendung macht sich die Wirksamkeit der Entspannungsverfahren meistens schon nach kurzer Zeit bemerkbar. Dies zeigt sich, indem beispielsweise Schlafstörungen, Verdauungsprobleme und Herz-Kreislauf-Beschwerden abgemildert werden. Auch die allgemeine Nervosität und leichte Erregbarkeit können nachlassen.

Entspannungskurse jeglicher Art sind in unterschiedlichen Einrichtungen erlernbar, sei es bei der VHS, in Fitnessstudios oder Gesundheitszentren. Auch viele Krankenkassen bieten inzwischen diverse Kurse zur Entspannung und Stressbewältigung an. Aus Kostengründen kann es daher sinnvoll sein, sich nach entsprechenden Angeboten der Krankenkasse zu erkundigen.

Autogenes Training

Das autogene Training ist eine Entspannungstechnik, die auf Autosuggestion basiert. Dieses Verfahren stellt eine bewährte und anerkannte Methode zur Behandlung von Stress und psychosomatischen Beschwerden dar. Auch eine Verbesserung des Allgemeinbefindens wird häufig erreicht. Autogenes Training ist leicht zu erlernen und wird meist in kleinen Gruppen unter Anleitung eines Therapeuten durchgeführt, kann aber auch allein zu Hause praktiziert werden.

Ziel ist es dabei, körperliche Prozesse mittels selbsthypnotischer Formeln („Meine Arme und Beine werden ganz schwer", „Meine Arme und Beine werden ganz warm") gezielt zu beeinflussen. Hier macht man sich die Erkenntnis zunutze, dass durch das Wiederholen derartiger Formelsätze bei gleichzeitiger Konzentration auf die jeweiligen Körperteile ein Entspannungszustand erreicht werden kann.

Um den entspannenden Effekt des Autogenen Trainings zu erreichen, bedarf es zunächst einiger Übung. Das Erlernen des Trainings erfolgt meistens in kleinen Gruppen und kann nach ca. 6 Wochen mit 1 bis 2 wöchentlichen Übungen in Eigenregie Zuhause fortgesetzt werden.

Progressive Muskelentspannung nach Jacobson

Die vor mehr als 70 Jahren von dem aus Schweden in die USA emigrierten Arzt Edmund Jacobson entwickelte „Progressive Muskelentspannung nach Jacobson" wird auch als „Tiefenmuskelentspannung" bezeichnet und zählt zu den Entspannungsmethoden, die besonders einfach zu erlernen sind. Jacobson geht davon aus, dass seelische Belastungen zu Muskelverspannungen führen, und diese wiederum seelisches Unbehagen auslösen. Entspannen sich die Muskeln, dann fühlt man sich auch insgesamt entspannt und ausgeglichener.

Bei der Progressiven Muskelentspannung wird durch eine bewusste An- und Entspannung bestimmter Muskelpartien ein Entspannungszustand im gesamten Körper erreicht. In einer bestimmten Reihenfolge werden einzelne Muskelgruppen angespannt, dieser Zustand wird für einige Sekunden gehalten und anschließend wieder gelöst.

Das Basisprogramm erfolgt in bequemer Rückenlage, bei der eine entspannte Atmung möglich ist. Hier sorgt allein die Absenkung und Hochwölbung des Zwerchfells für das Ein- und Ausströmen der Atemluft, was sich durch das Heben und Senken der Bauchdecke zeigt.

Die Übungen beginnen meistens mit den Füßen, die zur sogenannten Zehenfaust angespannt werden. Die Zehen werden dabei so weit wie möglich Richtung Ferse gebeugt, und die Muskeln spannen so stark an, dass sich dies durch ein Zittern bemerkbar macht. Nachfolgend werden dann die Unterschenkel-, Oberschenkel-, Gesäß-, Bauch-, Becken- und Gesichtsmuskeln angespannt. Die Spannungsphase beträgt zwischen 2 und 4 Sekunden und wird dann abrupt beendet. Im Anschluss wird die Entspannung wahrgenommen, indem man sich intensiv auf den jeweiligen Körperbereich konzentriert.

Die Übungen sollten möglichst täglich durchgeführt werden. Schon nach einer Pause von mehr als 4 Tagen beginnt der Muskel zu vergessen, was er zuvor an Entspannungsfähigkeit erlernt hatte. Bei gut trainierten Personen reicht regelmäßiges Training alle 4 Tage aus, um die optimale Entspannungsbereitschaft aufrechtzuerhalten und an jedem beliebigen Ort schon in wenigen Augenblicken in eine tiefe Entspannung zu gleiten.

Meditation

Die Meditation ist eine Entspannungsmethode, die sich bei vielen Fibromyalgie-Patienten als besonders hilfreich erweist. Denn mithilfe der Meditation kann nicht nur ein Entspannungszustand erreicht werden, sondern Schmerzen lassen sich sehr stark lindern und übertreffen dabei sogar die Wirksamkeit mancher Schmerztablette, wie in den vergangenen Jahren mehrfach durch wissenschaftliche Studien belegt werden konnte. Die Anwendung der Meditation ist zwar nicht so schnell und einfach erlernbar wie *Autogenes Training* und *Progressive Muskelentspannung nach Jacobson,* aber die „Belohnung" in Form einer sehr effektiven Entspannung einschließlich einer Schmerzlinderung ist für viele Anwender Motivation genug, sich die Zeit für das Erlernen und die möglichst täglichen Sitzungen der Meditation zu nehmen. Aus zahlreichen Studien der vergangenen Jahre weiß man, dass Meditation anderen Entspannungsverfahren gegenüber als überlegen gilt. Bei der sogenannten Transzendentalen Meditation® konnte sogar durch EEG-Messungen belegt werden, dass eine andere Gehirnwellenaktivität als bei den sonst üblichen Entspannungsverfahren erfolgt.

Die heutigen Meditationstechniken haben ihren Ursprung zumeist in religiösen fernöstlichen Lehren. Bereits in den 1970-er Jahren schwappte eine große Meditationswelle von den asiatischen Ländern hinüber in die westliche Welt. Im Laufe der vergangenen 40 Jahre wurden viele Meditationsmethoden den westlichen Bedürfnissen angepasst mit dem Resultat, dass heutzutage ein großes Angebot an unterschiedlichen Meditationstechniken existiert.

Vielen Meditationsarten ist jedoch gemein, dass es um die innere Konzentration auf bestimmte Dinge geht, sei es ein bestimmtes Wort, ein Objekt (z. B. eine Vase oder ein Bild), die Atmung oder das eigene Körperempfinden.

Letztendlich wird etwas „sinnend betrachtet" oder über etwas „nachgedacht", wenn man das aus dem Lateinischen stammende Wort „meditari" wörtlich nimmt. Hierdurch wird erreicht, dass sich durch das Stoppen des Gedankenflusses ein Entspannungszustand einstellt, indem alle Gedanken, die zuvor noch vorhanden waren, verschwinden.

Die am weitesten verbreitete Meditationsart ist die „Stille Meditation". Diese erfolgt im Sitzen auf einem Meditationskissen oder einem Stuhl. Man kann sie aber auch liegend oder stehend anwenden und seine Gedanken auf einen bestimmten Gegenstand oder ein Körperteil richten. Eine Alternative ist die sogenannte Geh-Meditation, bei der man einen festgelegten Weg alleine oder mit mehreren Personen geht. Geht man barfuß, dann können sich die Gedanken beispielsweise auf die Wahrnehmung des Bodens fokussieren.

Phantasiereisen

Phantasiereisen gehören zu den einfach zu praktizierenden Entspannungsmethoden. Man kann sie in einer Gruppe durchführen oder allein Zuhause, indem man eine CD mit einer Phantasiereise abspielt.

Dabei legt man sich mit geschlossenen Augen in eine bequeme Position und verfolgt mit seinen Gedanken die Geschichte, die vorgetragen wird. Je nach Geschichte befindet man sich am Strand, in einem Wald, am See, vor einem gemütlichen Lagerfeuer oder einem anderen entspannenden Ort. Der Phantasie sind hier keine Grenzen gesetzt, es liegt im Ermessen des Vortragenden, welches Thema er zu einer Phantasiereise werden lässt. Der Vorleser spricht mit einer beruhigenden und langsamen Stimme, hält zwischen den einzelnen Sätzen inne, sodass man sich mit allen Sinnen auf seine Phantasiereise einlassen und diese genießen kann, um seinen Gedanken, die sich einzig auf die Reise fokussieren, freien Lauf zu lassen.

20 Tipps - was Sie selbst tun können

Der Erfolg einer Fibromyalgie-Behandlung und eine Verbesserung der gesamten Lebensumstände sind in hohem Maße von der Mitwirkung des Patienten abhängig. Wer wirklich gesünder werden und eine bessere Lebensqualität erreichen möchte, wird kaum umhin kommen, Selbstverantwortung und Eigeninitiative zu übernehmen. Wie umfangreich diese erfolgen muss und welche Maßnahmen und Möglichkeiten angezeigt sind, hängt vom Beschwerdebild und der Persönlichkeit des Patienten ab. Die nachfolgenden 20 Tipps geben Ihnen wichtige Anregungen, wie Sie die Erkrankung selbst positiv beeinflussen und Symptomlinderungen erreichen können.

1. Eine gesundheitsförderliche Lebensweise, die eine nährstoffreiche Ernährung, Stressreduzierung, Meidung von Überanstrengungen, regelmäßige Bewegung und Verzicht auf Alkohol und Zigaretten beinhaltet, ist bei der Fibromyalgie unbedingt anzuraten.

2. Mit kaum einer anderen Maßnahme lässt sich der Krankheitsverlauf der Fibromyalgie so tiefgreifend selbst beeinflussen, wie mit der Ernährung. Besonders eine nährstoffreiche und pestizidfreie Ernährungsweise, bei der persönliche Nahrungsmittelintoleranzen berücksichtigt werden, ist sehr effektiv.

3. Sorgen Sie für ausreichend Schlaf zwischen 7 und 9 Stunden pro Nacht. Bemühen Sie sich, vorhandene Schlafstörungen zu beseitigen, denn die Schlafqualität und – länge können sich sehr positiv auf die Linderung der Schmerzen und Tagesmüdigkeit auswirken.

4. Nehmen Sie die verordneten Medikamente und Nahrungsergänzungsmittel regelmäßig ein. Ändern Sie weder die Dosierung, noch die Einnahmezeit ohne Rücksprache mit Ihrem behandelnden Therapeuten.

5. Informieren Sie Ihre Therapeuten über jegliche Veränderungen Ihres Befindens. Je besser Ihre behandelnden Ärzte, Heilpraktiker, Physiotherapeuten und weiteren Behandler informiert sind, umso besser können diese auf Ihre persönliche Situation eingehen und eventuell notwendige Korrekturen der Therapien vornehmen.

6. Beobachten Sie Ihren Körper regelmäßig hinsichtlich jeglicher Veränderungen. Dokumentieren Sie diese z. B. in Ihrem Kalender, Notizbuch oder Tagebuch. Zu schnell sind sie sonst vergessen und finden beim nächsten Arztbesuch dann nicht die notwendige Berücksichtigung.

7. Ein mit Fibromyalgie erfahrener und verständnisvoller Arzt, bei dem man sich gut aufgehoben fühlt, ist für den gesamten Krankheitsverlauf von großer Bedeutung. Manchmal kann es sinnvoll sein, seinen Arzt zu wechseln. Dies gilt auch dann, wenn derjenige, von dem man sich besser verstanden fühlt, einige Kilometer weiter entfernt wohnt. Dann lieber einmal weniger hinfahren, und das Eine oder Andere im Telefongespräch klären.

8. Gehen Sie regelmäßig zu den notwendigen Kontrolluntersuchungen, um die Entwicklung der Erkrankung besser beurteilen und eventuell notwendige Veränderungen der Therapie feststellen zu können.

9. Wenn Sie neue Therapien erhalten, beobachten Sie Ihren Körper und seine Reaktionen sehr sorgfältig. Dies ist wichtig, um feststellen zu können, ob diese Maßnahmen tatsächlich helfen oder ob sie eventuell sogar kontraproduktiv sind.

10. Schmerzen sind bei der Fibromyalgie eine besondere Herausforderung, trotz therapeutischer Maßnahmen lassen sie sich nicht immer so in den Griff bekommen, wie man es sich wünscht. Hier können bestimmte Aktivitäten helfen, bei denen eine starke geistige Konzentration erforderlich ist. Bewährt haben sich beispielsweise Kreuzworträtsel, Handarbeiten, Computerarbeit und –spiele, Malen und Videospiele.

11. Wenn Symptomveränderungen nicht in Zusammenhang mit einer veränderten Therapie stehen, begeben Sie sich auf die Suche nach der Ursache. Überlegen Sie, wo Sie sich aufgehalten haben, als sich Ihr Zustand verschlechterte. Wie war die Umgebung? War es dort hektisch, laut, rummelig oder stickig? Wie war die Luft? Waren gedüngte Felder

in der Nähe, hatten Sie eine lange Autofahrt hinter sich, oder haben Sie sich lange an einer stark befahrenen Straße aufgehalten? Wie waren die Temperaturen? War es zu heiß, zu kalt, zu schwül? Was haben Sie gegessen? Insbesondere wenn Sie von Nahrungsmittelintoleranzen betroffen sind, sollten Sie Ihre Ernährung genauestens beobachten und möglichst dokumentieren.

12. Vermeiden Sie die Ihnen bekannten Auslöser, die zu Verschlechterungen der Symptome führen wie z. B. Stress, unverträgliche Lebensmittel, zu kalte oder heiße Temperaturen, zu feuchtes Wetter und Lärm.

13. Sollten Sie trotz Ihrer gesundheitlichen Probleme noch rauchen, wird es jetzt allerhöchste Zeit, zum Nichtraucher zu werden. Bedenken Sie, dass sich die in Zigaretten enthaltenen Schadstoffe auf vielfältige Weise negativ auf Ihren Körper auswirken. In Verbindung mit Fibromyalgie sollte einerseits die Intoxikation durch die Schadstoffe als solche bedacht werden, andererseits auch die hieraus resultierenden Auswirkungen wie etwa Durchblutungsstörungen. Diese verschärfen insbesondere Fuß- und Beinprobleme und erhöhen das Risiko eines Raucherbeins, was in Kombination mit der Fibromyalgie sicherlich als sehr ungünstig anzusehen ist.

14. Zahlreiche Medikamente bringen es mit sich, dass sie zu einer Reduzierung der Reaktionsfähigkeit führen. Dies kann gefährliche Situationen mit sich bringen, insbesondere im Straßenverkehr und im Berufsleben, wenn hier bestimmte Maschinen bedient werden.

15. Sorgen Sie trotz Schmerzen und Erschöpfung für regelmäßige körperliche Aktivitäten, denn bei den meisten Fibromyalgie-Patienten wirken sich diese positiv auf den Krankheitsverlauf aus. Wenn nur geringe Aktivitäten möglich sind, integrieren Sie mehr Bewegung in Ihren Alltag, indem Sie öfter zu Fuß gehen anstatt das Auto zu nutzen. Laufen Sie Treppen anstatt den Aufzug zu nutzen. Steigern Sie diese Aktivitäten allmählich.

16. Vermeiden Sie Aufenthalte in einer ungesunden Umgebung. Dies betrifft insbesondere das Wohnumfeld, welches sich weder an einer stark befahrenen Straße, in der Nähe einer Müllverbrennungsanlage, eines Industriegebietes oder Krematoriums befinden sollte.

17. Passen Sie die täglichen Aktivitäten Ihrem Leistungsniveau an. An guten Tagen neigt man dazu, alles nachholen zu wollen, was man an den schlechten Tagen nicht in der Lage war, zu erledigen. Die „Quittung" einer hieraus resultierenden Überanstrengung lässt meistens nicht lange auf sich warten. Oftmals landet man nach einem außergewöhnlich guten Tag, an dem man sein erstaunliches Leistungsniveau (aus-)genutzt hat, am nächsten Tag umso tiefer im Energieloch. Moderate Aktivitäten sollte stattdessen die Prämisse lauten, bei der man sich weder über- noch unterfordert.

18. Wenn Sie trotz der Erkrankung noch arbeitsfähig sind, achten Sie auf einen der Erkrankung entsprechenden Arbeitsplatz mit einem gesunden Umfeld. Dieses sollte keinen Lärm, kein grelles Licht und keine schädliche Umgebungsluft aufweisen. Idealerweise sollte der Arbeitsplatz ergonomisch ausgerichtet sein, um eine zwanghafte oder einseitige Körperbelastungen zu vermeiden. Wenn Sie eine sitzende Tätigkeit ausüben, sorgen Sie für regelmäßige Pausen, indem Sie kurz aufstehen und leichte Bewegungsübungen mit den Armen und Beinen durchführen.

19. Wenn die Erkrankung es unmöglich macht, die bisherige Berufstätigkeit weiterhin auszuüben, suchen Sie zunächst nach Alternativen, bevor Sie eine Erwerbsminderungsrente beantragen. Vielleicht ist es möglich, die Stundenzahl zu reduzieren oder eine weniger anstrengende Aufgabe zu übernehmen. Oder bemühen Sie sich um eine Tätigkeit, der Sie von Zuhause aus nachgehen können. Eine berufliche Aufgabe trägt in mehrfacher Hinsicht zu besseren Lebensumständen bei, indem sie zu einer täglichen Struktur, mehr Selbstbewusstsein und einer finanziell besseren Situation verhilft.

20. Je mehr Sie durch die Erkrankung zu vereinsamen drohen oder sich durch ihre Mitmenschen unverstanden fühlen, umso wichtiger ist es, Kontakte zu Gleichgesinnten aufzunehmen. Jemand, der sich in einer ähnlichen Situation befindet, hat naturbedingt mehr Verständnis für die Umstände der Erkrankung als gesunde Menschen.

Tagebuch schreiben

Ein sehr effektives, aber häufig nicht genutztes Mittel, um mit einem Schicksal oder einer schweren Erkrankung wie der Fibromyalgie besser umgehen zu können, ist das Schreiben eines Tagebuches. Gerade wenn man in seinem Umfeld, in der Familie und bei Freunden auf wenig Verständnis stößt oder womöglich aufgrund der Erkrankung nur noch wenige soziale Kontakte aufrechterhalten kann, dann kann ein Tagebuch ein guter Freund werden, der in guten und in schlechten Tagen, Tag und Nacht zur Seite steht.

Sorgen, Ängste und Traurigkeit begleiten die Fibromyalgie und belasten zusätzlich die ohnehin schon schwierigen Lebensumstände. Sich ein Ventil verschaffen, raus mit dem, was einen bedrückt, das kann vieles leichter machen. Einmal aufgeschrieben, erscheinen so manche Sorgen nicht mehr so bedrohlich, vielleicht stehen sie danach auch in einem anderen Licht. Ein anderer Blickwinkel oder einfach „das raus aus dem Kopf" kann da sehr befreiend sein.

Wird es regelmäßig beschrieben, dann lässt sich auch rückblickend der gesamte Krankheitsverlauf sehr genau festhalten. Dies ist in mehrfacher Hinsicht sehr wertvoll. Auf der einen Seite kann man hierdurch die Entwicklungen der Erkrankung gut verfolgen. Welche Verbesserungen oder Verschlechterungen sind eingetreten? Wenn man diese Dinge nicht notiert, geraten sie schnell in den Hintergrund.

Wenn beispielsweise das Handgelenk nicht mehr schmerzt, gewöhnt man sich irgendwann daran und hat ganz vergessen, dass man damit womöglich noch vor einem Jahr große Probleme hatte. Verschwundene Schmerzen sind vergessene Schmerzen, das ist gut so. Aber gerade wenn man den Eindruck hat, es hätten sich keine gesundheitlichen Verbesserungen ergeben, weil man diese „Kleinigkeiten" womöglich vergessen hat, dann freut man sich über die Fortschritte, wenn man sie zu einem späteren Zeitpunkt nochmals anhand der Tagebuchaufzeichnungen revuepassieren lässt.

Überhaupt sollten unbedingt auch Kleinigkeiten im Tagebuch notiert werden. Man weiß nie, wofür diese Informationen zukünftig noch wichtig sein können. Vielleicht erscheinen Ihnen manche Dinge zu banal, um sie aufzuschreiben. Doch in der Summe sind sie wichtig und liefern wertvolle Informationen. Und bedenken Sie, dass Sie in einem Jahr möglicherweise sehr froh sein werden, dass Sie auch diese vermeintlichen Kleinigkeiten aufgeschrieben haben. Zusätzlich zu den alltäglichen Dingen sollten auch therapeutische Aspekte nicht fehlen. Welche Therapien werden gerade gemacht, welche Medikamente, Nahrungsergänzungsmittel nehmen Sie ein, und welche sportlichen Aktivitäten finden statt? Wie ernähren Sie sich?

Hier ist es wichtig, aufrichtig zu sich selbst zu sein. Papier ist geduldig, es erschrickt nicht, wenn Sie ehrlich schreiben, dass Sie heute 2 Tafeln Schokolade gegessen haben. Schreiben Sie auch auf, wie Sie sich nach den 2 Tafeln Schokolade gefühlt haben. Welche Symptome sind aufgetreten? Gab es überhaupt welche, oder war alles gut? Wenn es welche gab, wie waren sie genau? Haben sich bestehende Symptome verschlimmert oder sind komplett neue aufgetreten? Hatten Sie Bauchschmerzen, Durchfall oder Verstopfung, waren Sie müde, oder waren Sie danach noch in der Lage, Aktivitäten zu unternehmen?

Es hilft Ihnen selbst und niemand anderem, wenn Sie Ihre Aufzeichnungen so konkret und ehrlich wie möglich machen. Sie sind in erster Linie ja nur für Sie und niemand anderen in dieser Welt bestimmt. Es sei denn, Sie möchten sie auszugsweise jemandem zur Verfügung stellen, aber das entscheiden Sie ja selbst.

Auch für Ihre behandelnden Therapeuten können Tagebuch-Aufzeichnungen sehr wichtig sein. Gerade für Therapeuten, die man nicht so häufig aufsucht, sind dies möglicherweise wichtige Hinweise, um die Behandlung gegebenenfalls korrigieren zu können.

Der Praxisalltag ist immer sehr hektisch, da geht schnell etwas unter oder wird vergessen. Auch lässt man sich von einem Therapeuten womöglich zu schnell einschüchtern, oder man ist sehr nervös. In der Aufregung wird dann schnell etwas Wichtiges vergessen. Doch wenn man ein Tagebuch zur Orientierung zur Hand hat, sodass man sich an den Notizen orientieren kann, dann hilft dies, wichtige Themen während des Therapeutengesprächs nicht zu vergessen.

Wenn man das Tagebuch schon eine längere Zeit mit Inhalt gefüttert hat, ist es immer lohnenswert, zwischendurch einen Blick zurück zu werfen. Ein paar Monate, ein Jahr oder noch weiter zurück. Vielleicht haben Sie schon ganz vergessen, wie Sie einst ganz am Boden lagen, nicht weiter wussten, am Leben nicht mehr teilhaben wollten. Alles war zu viel und nicht mehr auszuhalten.

Man weiß es zwar noch ganz grob, sowas vergisst man nicht, kann man gar nicht. Aber wenn man dann liest, wie dramatisch es vor einiger Zeit um einen stand und wie man heute da steht, dann macht das unendlich stolz mit Gänsehaut.

Bevor Sie sich entschließen, ein Tagebuch zu führen, machen Sie sich Gedanken, was für Sie im Alltag praktikabler ist. Haben Sie einen Computer, ist dieser täglich ohne großen Aufwand verfügbar? Oder liegt es Ihnen mehr, handschriftliche Notizen zu machen?

Ein Tagebuch im klassischen Sinne als ein gebundenes Buch hat den Vorteil, dass es händig ist und jederzeit bereit, auch nachts. Man kann mal eben eine Kurznotiz aufschreiben, wenn mal die Zeit oder die Lust zu knapp sind. Eine kurze Notiz, zwei, drei Wörter können ausreichen und dennoch sehr bedeutsam sein. Und man kann das Buch überall mit hinnehmen, ohne auf Stromanschluss oder andere Dinge angewiesen zu sein. Letztendlich sollte man sich für die Variante entschließen, mit der man sich am wohlsten fühlt, so wie mit einem guten Freund.

Schlechte Tage überstehen

Schlechte Tage, an denen die negativen Gedanken die positiven überlagern, die Stimmung im Keller verschwindet und die Symptome in all ihrer Heftigkeit zuschlagen, werden immer sehr gefürchtet. Wenn die Fibromyalgie mit Depressionen einhergeht, können die zu durchschreitenden Täler nicht nur als lästig und anstrengend empfunden werden, sondern sogar als eine große Bedrohung. Das Fatale an diesen Tiefausläufern ist ihre Plötzlichkeit, mit der sie in Erscheinung treten. Ohne Ankündigung stehen sie von jetzt auf gleich da, schlagen mit all ihrer Kraft auf. Dies macht es unmöglich, sich auf sie einzustellen und vorzubereiten.

Um diesen Situationen nicht völlig hilflos ausgeliefert zu sein, ist es hilfreich, wenn man sich quasi prophylaktisch für den Fall der Fälle einen Plan B überlegt. Denn wenn man diesen sozusagen aus der Schublade herausziehen kann, weil er dort für diese schlechten Tage deponiert ist, dann kann man diesen Negativ-Tagen gelassener entgegen sehen.

10 Tipps für die schlechten Tage:

- Rufen Sie gute Freunde an, bei denen Sie sich aufgehoben und verstanden fühlen.

- Tauschen Sie sich mit Gleichgesinnten im Internet-Chat aus.

- Schalten Sie möglichst viel Licht an, insbesondere an regnerischen grauen Tagen. Idealerweise halten Sie sich in Räumlichkeiten auf, die mit Vollspektrumlicht ausgestattet sind.

- Schreiben Sie auf, was Sie an diesem Tag bewegt. Befreien Sie Ihren Kopf von den belastenden negativen Gedanken.

- Entspannen Sie bei Ihrer Lieblingsmusik.

- Tragen Sie Kleidung, in der Sie sich besonders wohl fühlen, bevorzugen Sie möglichst bunte Farben.

- Kochen Sie Ihr Lieblingsgericht, auch wenn es nicht den eigentlichen Ernährungsempfehlungen bei Fibromyalgie entspricht.

- Lenken Sie sich von Ihren negativen Gedanken ab. Machen Sie Kreuzworträtsel, lesen Sie ein spannendes Buch, betätigen Sie sich handwerklich, oder starten Sie adhoc den längst überfälligen Frühjahrsputz. Wenn der Anfang gemacht ist, kommt man in Schwung, und hat am Ende viel mehr geschafft, als man anfangs erwartet hatte.

- Wenn es Ihre körperliche Verfassung zulässt, setzen Sie sich spontan auf Ihr Fahrrad, und fahren Sie Ihre Lieblingsstrecke oder zu einem Ziel, auf das Sie sich freuen. Vielleicht eine Eisdiele, eine gute Freundin oder ein ruhiger Platz, an dem Sie auftanken können.

- Ein spontaner Besuch beim Friseur, bei der Kosmetikerin oder beim Masseur kann an dunklen Tagen besonders wohltuend sein.

Soziale Kontakte pflegen, nicht immer einfach, aber wichtig

Bei der Fibromyalgie werden immer wieder der Verlust und die drohende Vereinsamung beklagt. Nicht nur, dass sich die Betroffenen von sich aus zurückziehen und aufgrund von fehlendem Verständnis und/oder der krankheitsbedingten körperlichen Beeinträchtigungen alte Freundschaften nicht mehr pflegen, stellt ein Problem dar, sondern auch die vermeintlichen Freunde und Bekannte selbst ziehen sich zurück. Die soziale Isolation beginnt schleichend, genauso wie die Erkrankung selbst. Anfangs sind es noch vereinzelte Absagen von Verabredungen. Man ist zu erschöpft oder kann aufgrund der Schmerzen, Erschöpfung und/oder Depressionen kurzfristig doch nicht zum vereinbarten Termin kommen. Dies betrifft gesellige und weniger gesellige Personen gleichermaßen. Der Körper streikt, man kann nicht mehr, ist froh, überhaupt den Alltag irgendwie durchzustehen, wie soll man da noch eine Geburtstagsfeier mit viel Lärm, Qualm, Unruhe und wenig Schlaf überstehen? Von Alkohol mal ganz zu schweigen, weil den verträgt man sowieso schon lange nicht mehr. Anfangs wird eine Absage von den Freunden noch toleriert, doch jede weitere wird mit wachsender Missachtung und Unverständnis honoriert. Unfairerweise wird dieses Fernbleiben von den gesunden Mitmenschen als Desinteresse verstanden, und infolgedessen nimmt die soziale Isolation ihren weiteren Lauf. Doch nicht nur Unverständnis sind hierfür verantwortlich, sondern häufig ist es auch Unsicherheit. Wie geht man mit einem chronisch Kranken um? Was soll man davon halten, dass jemand ständig krank ist, anscheinend seine Krankheit als Mittelpunkt seines Lebens sieht, aber selbst gar nicht erklären kann, was für eine Erkrankung es eigentlich ist? Ist die Krankheit wirklich ernst zu nehmen? Übertreibt der nicht doch? Ist das alles wirklich real, oder ist der einfach nur ein Jammerlappen?

Besonders bis zum Tag der Fibromyalgie-Diagnose ist dies oft ein großes Problem. Man ist krank, hat Schmerzen, Depressionen, Schlafstörungen und viele andere Dinge, aber kein Arzt weiß warum. Und wie soll man es seinen Freunden erklären, wenn es sogar sein eigener Arzt nicht kann?

Je länger die Krankheit andauert, umso größer wird die Gefahr, dass sich die sozialen Kontakte immer weiter reduzieren, insbesondere wenn der Arbeitsplatz verloren geht. Und je einsamer man wird, umso mehr verstärken sich womöglich die Symptome, allen voran die Depressionen. Ein Teufelskreis entsteht. Es ist kein Wunder, dass man sich irgendwann sehr allein fühlt mit all seinen Sorgen, Nöten und Fragen. Gerade wenn man am Anfang seiner „Krankheitskarriere" steht und die Fibromyalgie-Diagnose noch frisch in den Händen hält, brummt der Kopf, weil so viel Neues auf einen hereinprasselt. Anfangs sitzt man womöglich stundenlang und soweit es die körperliche Verfassung überhaupt zulässt, am Computer und googlet sich durch die Internetwelt. Gut, dass es diese gibt, denn inzwischen sind hier viele wertvolle Informationen zu bekommen. Doch trotz dieses Informationsrausches, den es besonders am Anfang zu bewältigen gilt, sollte man nicht vollständig in die virtuelle Welt abtauchen, sondern auch mit einem Fuß im realen Leben verbleiben. Zu groß ist sonst die Gefahr, dass man sich zu sehr abschottet und die ohnehin schon dezimierten sozialen Kontakte noch weiter reduziert.

Kontakt zu „realen Menschen", denen man in die Augen sehen kann, mit denen man von Angesicht zu Angesicht quatschen kann, ist bei der Fibromyalgie sehr wichtig. Wenn man in seinem bisherigen sozialen Umfeld herbe Enttäuschungen und Niederlagen erleiden musste, ist man inzwischen etwas zurückhaltend geworden, was die Anbahnung von neuen Bekanntschaften angeht. Man fühlt sich nicht verstanden,

ausgegrenzt, nicht ernst genommen. Klar, dass das frustriert und ent-
täuscht.

Doch sollte man sich durch diese negativen Erfahrungen nicht alle Tü-
ren verschließen. Nicht alle Menschen sind gleich. Manche sind empathischer als andere, verständnisvoller sowieso und mit ein bisschen
Glück auch auf der gleichen Wellenlänge. Dies erlebt man besonders
oft bei Gleichgesinnten, bei Menschen, die ein ähnliches Schicksal
durchgemacht haben oder noch mittendrinstecken. Hier stößt man
meistens auf wesentlich mehr Verständnis, denn wer selbst von der Fibromyalgie betroffen ist, weiß am besten, wie sich die Krankheit mit all
ihren Facetten anfühlt und wie man mit ihr umgehen kann. Besuchen
Sie doch auch mal eine Selbsthilfegruppe?

Rente mit Fibromyalgie

Wenn die Fibromyalgie im Laufe der Zeit zu einer starken Beeinträchtigung der Lebensqualität und des Alltags führt, dann bleibt hiervon auch das Berufsleben nicht verschont. Je mehr die Schmerzen, die
extreme Erschöpfung und womöglich auch Depressionen das Leben
bestimmen, umso schwieriger wird es, seine Berufstätigkeit aufrechtzuerhalten. Zu Beginn der Erkrankung ahnt man noch nicht die Ausmaße, die die Erkrankung im Laufe der Zeit annehmen kann und mit
großer Wahrscheinlichkeit auch annehmen wird. Man hangelt sich mit
größter Mühe durch den Arbeitsalltag, kaum Zuhause angekommen,
fällt man todmüde auf die Couch, erholt sich ein bisschen über Nacht,
um dann am nächsten Tag den gleichen Kampf zu überstehen. Man
sehnt sich von Wochenende zu Wochenende, und je länger die Erkrankung andauert, umso schwieriger wird es.

Krankschreibungen lassen sich irgendwann nicht mehr vermeiden,
und je länger sie andauern und je kürzer die Abstände zwischen den
einzelnen Phasen sind, umso größer wird die Angst um den Arbeitsplatz. Anfangs versucht man noch, derartige Gedanken beiseite zu
schieben. Mit Händen und Füßen wehrt man sich gegen das, was man
unbedingt verhindern will und womöglich auch muss, weil das Leben
nicht umsonst ist, und selbst ein bescheidener und sparsamer Mensch

auf regelmäßige Einnahmen angewiesen ist. Als wäre die körperliche Belastung mit den dauerhaften Schmerzen, der Müdigkeit und weiteren Dingen nicht schon belastend genug, gesellen sich auch noch die finanziellen Sorgen hinzu. Je länger der Zustand andauert, umso mehr wächst die Angst. Die Bedrohung wird immer größer, immer unheimlicher. Wer nicht funktioniert, wird ausgemustert. Das geht oft ganz schnell und einfach. Lieber nimmt ein Arbeitgeber eine kleine Abfindung in Kauf, wenn dieser den „Problem-Arbeitnehmer" nicht anderweitig entsorgen kann.

Wenn dies passiert oder ein Arbeitsplatzwechsel, eine reduzierte Stundenanzahl oder eine weniger anstrengende Tätigkeit nicht helfen und eine Besserung des Gesundheitszustandes in absehbarer Zeit nicht zu erwarten ist, dann wird es langsam Ernst – und der Schritt in die Erwerbsminderungsrente unausweichlich. Doch so einfach wie es von Unwissenden oft lapidar daher gesagt wird, ist dies in der Praxis nicht. Stattdessen ist dieser Schritt bei vielen Betroffenen mit großen Hürden verbunden.

Die Notwendigkeit, die Erwerbsminderungsrente zu beantragen, wird in den meisten Fällen durch äußere Umstände vorangetrieben. Nicht selten ist es die jeweilige Krankenkasse, die aufgrund einer langandauernden Krankschreibung drängelt. Diese Vorgehensweise ist nicht uneigennützig, denn wenn durch die Bewilligung der Rente der Bezug des Krankengeldes verkürzt werden kann, hat diese bares Geld gespart. Als Versicherter sollte man sich dies gründlich überlegen und sich nicht zu schnell von der Krankenkasse in die Enge treiben lassen.

Denn einerseits ist ja nicht sicher, dass die Rente tatsächlich bewilligt wird, und andererseits ist die monatliche Rente fast immer deutlich niedriger als das Krankengeld. Auch wenn man sich mit jedem weiteren Telefonat und Brief seitens der Krankenkasse genervt fühlt, sollte man weitere Schritte und die eigenen Interessen sorgfältig abwägen.

Hat man sich schließlich entschlossen, die Rente zu beantragen, beginnt für die meisten Fibromyalgie-Patienten ein nervenaufreibender Hürdenlauf. Dieser basiert darauf, dass die Fibromyalgie weder labortechnisch, noch mit moderner Apparatemedizin diagnostiziert werden kann. Dabei sind die behandelnden Ärzte oft in den Zwängen der

Gesetze gefangen, auch dann, wenn sie den enormen Leidensdruck ihres Patienten mitunter schon seit Jahren kennen und begleiten. Die Erfahrung zeigt, dass die gutachterlichen Beurteilungen der Fibromyalgie zu sehr unterschiedlichen Ergebnissen führen. Gutachter und zuständige Sozialgerichte berufen sich oftmals auf die nicht vorhandenen pathologischen Befunde. Hieraus resultiert, dass die alleinige Diagnose „Fibromyalgie" für die Rentenbewilligung meistens nicht ausreicht, sondern verschiedene Nebendiagnosen erst zum Ziel führen. Reichen auch die zusätzlichen gesundheitlichen Beeinträchtigungen nicht aus, lässt ein Ablehnungsbescheid nicht lange auf sich warten. Für die betroffenen Patienten bedeutet dies oft einen riesigen Schock und ein großes Dilemma. Was soll man machen, wenn man zwar arbeiten möchte, aber es aufgrund der gesundheitlichen Beeinträchtigung nicht kann und eine Erwerbsminderungsrente abgelehnt wird?

Es geht hier nicht selten ums finanzielle Überleben der Betroffenen. Die einzige Alternative wäre meistens das Abgleiten in Hartz 4, sobald die Ansprüche auf Kranken- oder Arbeitslosengeld erlöschen.

Doch mit einem Ablehnungsbescheid des Rentenversicherungsträgers ist noch nicht alles verloren, und so sollte man dies auch auffassen, wenn man sich ungerecht behandelt und unverstanden fühlt. Auf dem Ablehnungsbescheid wird eine Möglichkeit aufgezeigt, die es lohnt, aufzugreifen:

„Ihrem Antrag auf Rente wegen Erwerbsminderung können wir leider nicht entsprechen……..Gegen diesen Bescheid können Sie innerhalb eines Monats nach seiner Bekanntgabe schriftlich Widerspruch erheben." (Quelle: BfA).

Je nach persönlicher Situation kann es ratsam sein, ab diesem Zeitpunkt professionelle Hilfe hinzuzuziehen, indem man einen Anwalt konsultiert oder den Sozialverband VdK einbezieht. Da die für den VdK tätigen Anwälte über umfassende Erfahrungen mit Sozialgerichten verfügen, ist dies eine empfehlenswerte Anlaufstelle.

Kommt es zu einem Gerichtsverfahren, werden automatisch weitere Gutachten herangezogen, auch ein eigener Gutachter kann einbezogen werden. Spätestens in dieser Phase kann es sich als sehr positiv erweisen, wenn man möglichst viele Befunde aus den vergangenen Jahren vorlegen kann, aus der die Krankengeschichte ersichtlich ist.

Grundsätzlich ist die Gewährung der Erwerbsminderungsrente seit dem 02.01.2001 wie folgt geregelt:

Bei einem Leistungsvermögen von unter drei Stunden erhält der Versicherte die volle Erwerbsminderungsrente. Bei drei bis unter sechs Stunden wird die halbe Erwerbsminderungsrente genehmigt und bei mehr als sechs Stunden besteht kein Anspruch auf eine Erwerbsminderungsrente.

Bei der Zuordnung der jeweiligen Rentenstufe ist die bisherige Tätigkeit irrelevant. Maßgeblich ist lediglich der allgemeine Arbeitsmarkt, und es wird nicht berücksichtigt, welche andere Tätigkeit mit der Erkrankung zumutbar ist.

Nach einem Ablehnungsbescheid seitens des Rentenversicherungsträgers ist eine Berufung häufig unvermeidbar, um die finanzielle Existenz zumindest ansatzweise abzusichern. Wer in jungen Jahren Rentenansprüche erworben hat und über keine private Zusatzversicherung für eine eventuelle Berufsunfähigkeit verfügt, wird mit der Erwerbsminderungsrente der gesetzlichen Rentenversicherung ohnehin keine großen Sprünge machen können. Je nach Anspruch liegt die Rente nur etwas über dem Hartz 4-Niveau, unter Umständen sogar darunter, sodass sie weder zum Leben, noch zum Sterben reicht.

Was in gesunden Jahren selbstverständlich zum Leben gehörte, wird zukünftig zum Luxusgut. Die bisherige Wohnung kann zu teuer sein, das Auto ist schon längst verkauft und Kosten für dringend erforderliche Medikamente kann man nicht stemmen. Es ist ein Teufelskreis, in den man durch eine so schwerwiegende Erkrankung hineinrutscht. Besonders die Tatsache, dass durch fehlende Therapien die Aussicht auf eine verbesserte Gesundheit noch schlechter wird, belastet sehr.

Auch in anderer Hinsicht bedeutet das Rentnerdasein in jungen Jahren nicht nur Freude. Es hat viele Konsequenzen, denn neben den finanziellen Einschränkungen kommen weitere hinzu wie fehlende soziale Kontakte, drohende Einsamkeit, fehlende Anerkennung für geleistete Arbeit und das Wegfallen der bisherigen Alltagsstruktur.

Darüber hinaus kommt häufig auch die Sorge hinzu, wie lange die Rentenzahlung andauern wird. Ein Erstbescheid ist in der Regel auf 2

Jahre befristet, in Einzelfällen ist es kürzer oder länger.

Wenn sich die gesundheitliche Situation nicht verbessert, sollte man einige Monate vor Ablauf der vorgesehen Bezugsdauer eine Verlängerung beantragen. Dies führt meistens dazu, dass ein erneuter Gutachtertermin angesetzt wird, um den Gesundheitszustand zu überprüfen. Wie schnell es dann zu einer weiteren Bewilligung kommen wird, hängt vom Einzelfall ab.

Möglich ist durchaus, dass zeitig nach dem Gutachtertermin die Bewilligung für weitere 2 Jahre erfolgt. Vielleicht wird es aber auch nur für 1 Jahr oder auch für eine längere Dauer sein. Nach der dritten befristeten Verlängerung ist es üblich, dass die Rente als unbefristet bewilligt wird.

Häufige Fragen

Wie gefährlich ist die Fibromyalgie?

Die Fibromyalgie als solche ist nicht ansteckend und auch nicht tödlich. Allerdings gibt es einige Begleitumstände, die die Erkrankung durchaus als bedrohlich erscheinen lassen wie etwa Depressionen, die bei der Fibromyalgie häufig auftreten. Eine große Gefahr besteht darin, dass Depressionen oftmals nicht als solche diagnostiziert werden. Denn je nach Ausprägung können diese sehr beängstigende Ausmaße annehmen und sogar lebensbedrohlich sein. Die meisten Suizide werden von depressiven Menschen begangen. Betroffene sollten sich zu ihrem eigenen Schutz rechtzeitig Hilfe suchen, Angehörige sollten bei jeglichen Andeutungen hellhörig werden und schnell handeln.

Ist Fibromyalgie nur Lustlosigkeit und fehlendes Aufraffen?

Von „Freunden" muss man sich allzu oft anhören, dass man sich halt aufraffen und zusammenreißen solle. Man würde die eigene Krankheit zu sehr in den Lebensmittelpunkt stellen und hätte einfach zu wenig Ambitionen, seinem Leben mehr positiven Input zu geben.

So oder ähnlich sind die Konfrontationen, denen sich Fibromyalgie-Patienten immer wieder ausgesetzt sehen. Dabei handelt es sich bei der Fibromyalgie weder um Lustlosigkeit, Antriebslosigkeit, Launenhaftigkeit oder Faulsein. Aufgrund des komplexen Krankheitsbildes, das meistens aus einer Kombination von Schmerzen, Depressionen, Niedergeschlagenheit und extremer Erschöpfung besteht, sind die körperlichen Möglichkeiten sehr eng gefasst und der Betroffene zwangsläufig nicht in der Verfassung, so aktiv zu sein, wie es andere und sicher auch er selbst sich wünschen. Mit gutgemeinten Ratschlägen wie „Reiß dich endlich mal zusammen", ist keinem geholfen, sondern frustriert eher, dass es nützlich wäre.

Wer erkrankt an Fibromyalgie?

Zwischen 80 % und 90 % der an Fibromyalgie erkrankten Personen sind Frauen, nur in Einzelfällen sind auch Männer oder Kinder betroffen. Meistens wird die Erkrankung im mittleren Lebensalter diagnostiziert, allerdings treten die ersten Symptome schon wesentlich frühzeitiger auf.

Wie ist die Langzeitprognose?

Fibromyalgie ist ein komplexes und chronisches Krankheitsbild, dessen Verlauf sehr individuell zu betrachten ist. Je frühzeitiger die Diagnose gestellt wird, je individueller und vielseitiger die Behandlung erfolgt, und je mehr Ursachenforschung stattfindet (z. B. Schadstoffbelastungen, Nahrungsmittelintoleranzen, Infektionen etc.), umso besser sind die langfristigen Aussichten auf gesundheitliche Verbesserungen.

Warum nehmen viele Ärzte die Symptome nicht ernst?

Fast ausnahmslos jeder Fibromyalgie-Patient hat negative Erfahrungen gemacht, wenn es um die Akzeptanz der Erkrankung geht. Und selbst wenn die Diagnose schon längst gestellt wurde, trifft man immer wieder auf Zweifler und Skeptiker.

Das größte Problem bei der Fibromyalgie hinsichtlich der fehlenden Akzeptanz liegt wohl darin, dass die Symptome weder sichtbar sind, noch durch Laborwerte und apparategestützte Diagnostikmethoden nachgewiesen werden können. Die Schmerzen, die Erschöpfung, die Depressionen – alles Symptome, die die „moderne" Medizin nicht erfassen kann. Dies führt dann allzu schnell zu den „Ausweicherklärungen", alles sei psychisch oder stressbedingt.

Erfahrungsgemäß macht es allerdings wenig Sinn, mit entsprechenden Therapeuten zu diskutieren. Diese Gespräche führen ins Leere und sind eher frustrierend, als dass sie in irgendeiner Weise weiterhelfen würden. Die sinnvollste Lösung in diesen Fällen ist meistens, nach einem Therapeuten zu suchen, der bereits Erfahrung mit Fibromyalgie hat.

Mit Alkohol ins Land der Träume?

Wenn man von so einer schwerwiegenden Erkrankung wie der Fibromyalgie betroffen ist, ist man unter Umständen so manchem Gläschen Alkohol nicht abgeneigt. Einfach mal für ein paar Stündchen das Elend ausschalten, sich ein bisschen Sehnsucht und Glück ertrinken und dabei am liebsten auch noch die lästigen Schlafstörungen beseitigen wollen, kann sogar verständlich sein.

Auch wenn Alkohol vielleicht kurzfristig als ein vermeintlicher Problemlöser willkommen erscheint, so sollte man sich dessen bewusst sein, was man mit regelmäßigem Alkoholkonsum seiner ohnehin schon angegriffenen Gesundheit auf Dauer antut. Denn weder lassen sich durch Alkohol tatsächlich Probleme beseitigen, noch verschwinden Schlafstörungen dauerhaft.

Zwar kann das Einschlafen leichter fallen, nicht jedoch das Durchschlafen. Insgesamt betrachtet führt Alkohol sogar zu einer wesentlich schlechteren Schlafqualität, infolgedessen die Tagesmüdigkeit noch weiter zunimmt.

Was hilft, morgens besser in Schwung zu kommen?

Viele Fibromyalgie-Patienten brauchen morgens eine gewisse Anlaufphase, bis sie sich ein bisschen fit und für den Alltag einsatzfähig fühlen. Da ist nicht nur die lästige Morgensteifigkeit, sondern auch dieses „sich gerädert fühlen", obwohl man eigentlich lange genug geschlafen hat. Um mental und körperlich in die Gänge zu kommen, ist gezielte Morgengymnastik sehr effektiv. Mit leichten Bewegungsübungen nach dem Aufwachen kann man den Körper sanft auf Trab bringen. Man kann mit leichten Bewegungsübungen im Bett beginnen, indem man beispielsweise auf dem Rücken liegend die Beine bewegt wie beim Fahrradfahren.

Die Arme werden abwechselnd auf- und abgeschwungen, und die Schultern in sitzender Position abwechselnd zum Kopf gezogen. Das Tempo sollte dabei der persönlichen Verfassung entsprechen, es geht hier nicht um Schnelligkeit, sondern vielmehr darum, auf seinen Körper zu hören.

An frischer Luft sind die Bewegungsübungen noch effektiver. Hierzu kann man in langsamem Tempo einige Runden im Garten drehen, idealerweise sogar barfuß und mit sanft kreisenden Armen.

Neben der verbesserten Beweglichkeit und Linderung der Mattigkeit sorgen die hierbei ausgeschütteten Glückshormone für eine bessere Laune und das Abmildern möglicher Depressionen.

Ist die Fibromyalgie eine Schwerbehinderung?

Wer an Fibromyalgie erkrankt ist, hat unter Umständen einen Anspruch auf die Feststellung einer Schwerbehinderung. Ob die Erkrankung als Schwerbehinderung anerkannt wird, hängt von ihrer Ausprägung bzw. ihrem Schweregrad ab. Grundsätzlich gehen Gesetzgeber davon aus, dass eine Schwerbehinderung dann vorliegt, wenn die Gesundheit eines Menschen dauerhaft eingeschränkt ist, und das zuständige Amt einen Grad der Behinderung (GdB) von mindestens 50 % zuspricht. Bei der Fibromyalgie kann dies der Fall sein, wenn außergewöhnlich starke Schmerzen bestehen.

Macht eine Feststellung einer Schwerbehinderung Sinn?

Diese Frage lässt sich weder mit einem klaren Ja oder Nein beantworten, sondern sollte auf Basis der individuellen Situation geklärt werden. Insbesondere führt die Anerkennung einer Schwerbehinderung zu Erleichte-rungen im Arbeitsleben, sei es bezüglich eines verbesserten Kündigungs-schutzes, einer Woche mehr Urlaub pro Jahr und einer frühzeitigeren Altersrente. Außerdem bestehen ein rechtlicher Anspruch auf eine Teilzeitstelle und das Ablehnen von Mehrarbeit. Letzteres bedeutet, dass die gesetzlich vorgeschriebene Arbeitszeit von werktäglich 8 Stunden nicht überschritten werden darf.

Darüber hinaus werden bei einer anerkannten Schwerbehinderung steuerliche Vergünstigungen eingeräumt wie beispielsweise ein Kinderfreibetrag, außer-gewöhnliche Belastungen für Pflegepersonal und Pauschalbeträge für Behin-derte. Welche dieser Vorteile zum Tragen kommen, hängt von der persön-lichen Situation ab.

Partnerschaft – kann das funktionieren?

Leider bringt es die Fibromyalgie mit sich, dass zusätzlich zu den krankheitsbedingten Problemen oftmals Partnerschaftsprobleme entstehen. Dies ist nicht verwunderlich, denn nicht nur dem Erkrankten selbst, sondern auch dem Partner wird bei der Fibromyalgie viel abverlangt, sofern dieser überhaupt noch da ist. Nicht jeder ist nämlich bereit, sich auf die vielen krankheitsbedingten Einschränkungen einzulassen und diese mitzutragen. Während Personen, die sich nicht im selben Haushalt befinden oder dem Erkrankten nicht so nahe stehen, die Krankheit nicht so hautnah mitbekommen, ist das bei Partnern ein hautnahes Miterleben und Mitleiden.

Doch dazu ist nicht jeder bereit, aus welchem Grund auch immer. Da sind einerseits fehlendes Verständnis und mangelndes Einfühlungsvermögen, aber auch Unsicherheiten im Umgang mit der Krankheit und die Angst, was die Zukunft bringen mag. Fragen, wie sich die Fibromyalgie langfristig auf die Beziehung auswirken wird, sind hier durchaus berechtigt. Während sich Männer meistens schwerer tun, die Erkrankung mit all ihren Einschränkungen zu akzeptieren und der Partnerin den Rücken zu stärken, sind Frauen eher bereit, ihrem Partner in jeglicher Hinsicht eine zuverlässige Stütze zu sein.

Sind Operationen sinnvoll?

Operationen können aus verschiedenen Gründen bei Fibromyalgie-Patienten angezeigt sein. Aufgrund des komplexen Krankheitsbildes sollte die Notwendigkeit jedoch gründlich abgewogen werden, da die Gefahr besteht, dass sich bereits vorhandene Symptome verstärken und/oder neue hinzukommen. Gerade Schmerzen können sich durch Operationen noch weiter verstärken. Insbesondere betrifft dies operative Eingriffe an Schultern und Armen, wie etwa bei Maus- und Tennisarmen. Auch beim Karpaltunnelsyndrom, das häufig bei Fibromyalgie-Patienten auftritt, sollte das Für und Wider gewissenhaft überprüft werden und erst zum Tragen kommen, wenn andere Maßnahmen keinen Erfolg gebracht haben.

Ein weiterer Aspekt bezüglich Operationen betrifft die Beseitigung der Verklebungen und Verdickungen der Tender Points. Inwieweit derartige operative Eingriffe sinnvoll sind, wird sehr kontrovers diskutiert. Meine persönliche Meinung dazu ist, die Finger von fragwürdigen Operationen zu lassen.

Muss ich das Rauchen aufgeben?

Auch wenn es noch so schwer fällt, und auch wenn Sie an dieser Stelle eine andere Antwort erhofft haben – Rauchen sollte ab sofort der Vergangenheit angehören. Insbesondere wenn sich herausstellt, dass die Fibromyalgie durch Schadstoffe (mit-) ausgelöst wurde, sollte der Körper durch das Rauchen nicht noch unnötig mit zusätzlichen schädlichen Substanzen belastet werden.

Warum fühlt man sich mit der Erkrankung oft so allein gelassen?

Eines der größten Probleme der Fibromyalgie ist ihre Unsichtbarkeit. Niemand sieht einem an, wie schwer krank man tatsächlich ist. Hinzukommt, dass die Symptome nicht messbar sind, weder Labore, noch Apparate können ermitteln, wie stark etwa die Schmerzen, Depressionen, Schlafstörungen und Erschöpfungszustände sind.

Wer selbst dieses Leid am eigenen Körper erfahren hat, kann am besten nachvollziehen, was es bedeutet, die Fibromyalgie in all ihren Facetten aushalten zu müssen.

Fazit

Umwelterkrankungen einschließlich der Fibromyalgie nehmen in besorgniserregender Größenordnung zu. Umso erschreckender ist die fatale medizinische Versorgung der betroffenen Patienten.

Da ist auf der einen Seite die oft jahrelange Odyssee von Arzt zu Arzt, während mit wachsender Verzweiflung nach der Ursache für die mysteriöse Erkrankung gesucht wird. Dies ist für die betroffenen Patienten häufig eine schreckliche Zeit. Auch für engagierte Ärzte, die ihren Patienten helfen möchten, aber aufgrund ihres fehlenden Wissens nicht weiterkommen, ist dies frustrierend. Fibromyalgie ist nach wie vor in der täglichen Praxis noch immer unbekannt, desweiteren wird ihr oft nicht mit der nötigen Ernsthaftigkeit begegnet. Unsicherheiten sind hier an der Tagesordnung, die bei niedergelassenen Therapeuten, Klinikpersonal und Sozialversicherungsträgern gleichermaßen anzutreffen sind. All das geht zu Lasten des Patienten, der ohnehin schon unter großem Leidensdruck steht.

Mehr Aufklärung über Fibromyalgie ist längst überfällig, sei es, um die überflüssigen langen Odysseen durch die Arztpraxen abzukürzen, bis endlich die Erkrankung diagnostiziert wird, oder sei es, viele Patienten zu erreichen, die sich im großen Raum der Dunkelziffer befinden, weil weder ihr behandelnder Arzt, noch sie selbst eine Ahnung davon haben, dass sie an Fibromyalgie erkrankt sind und nicht etwa an Rheuma, Multiple Sklerose oder anderen Krankheitsbildern, die durch ähnliche Beschwerdebilder gekennzeichnet sind.

Nur durch eine fundierte und seriöse Aufklärung wird es gelingen, zukünftigen Fibromyalgie-Betroffenen lange Leidenswege und Fehldiagnosen zu ersparen. Hinzukommt, dass eine frühzeitige Diagnose mit einer entsprechenden Therapie den Krankheitsverlauf günstig beeinflusst. Je frühzeitiger die Erkrankung festgestellt wird, umso größer ist ihr Behandlungserfolg. Der Erfolg der Behandlung ist auch davon abhängig, welche therapeutischen Aspekte und Bestandteile in das Therapiekonzept einfließen. Beschränkt sich dieses nur auf die rein schulmedizinischen und somit symptomorientierten Behandlungsmöglichkeiten, können bei einigen Patienten manche Beschwerden zwar gelindert werden, aber aus schulmedizinischer Sicht gilt die Fibromyalgie als nicht heilbar.

Wesentlich bessere Perspektiven ergeben sich, wenn das Behandlungsspektrum sowohl schulmedizinische als auch umweltmedizinische und naturheilkundliche Aspekte beinhaltet. Nur durch Abdeckung all dieser Möglichkeiten kann eine optimale Behandlung der Fibromyalgie erreicht werden.

Die verbesserte Aufklärung über die Fibromyalgie sollte schließlich auch dazu beitragen, dass durch die weitere Bekanntmachung dieser Erkrankung auch die allgemeine Wahrnehmung und das Verständnis verbessert werden. Zwar ist in den vergangenen 20 Jahren schon viel in Bewegung gekommen, sodass inzwischen ein großer Teil der betroffenen Patienten eine frühzeitigere Diagnose und komplexere Therapien erhält, aber unter Anbetracht der Tatsache, dass allein in Deutschland schätzungsweise über 2 Millionen Menschen von Fibromyalgie betroffen sind, ist das alles noch viel zu wenig.

Hinweise für den Leser